中国医学人文评论
2014

名誉主编　　韩启德

主　　编　　张大庆

执行主编　　丛亚丽　　David J. Rothman

副 主 编　　胡林英

北京大学医学出版社

ZHONGGUO YIXUE RENWEN PINGLUN 2014

图书在版编目（CIP）数据

　中国医学人文评论. 2014/张大庆主编. —北京：
北京大学医学出版社，2014.10
　ISBN 978-7-5659-0963-4

　Ⅰ.①中… Ⅱ.①张… Ⅲ.①医学-人文科学-文集
Ⅳ.①R-05

　中国版本图书馆 CIP 数据核字（2014）第 234029 号

中国医学人文评论 2014

主　　编：张大庆
出版发行：北京大学医学出版社
地　　址：(100191) 北京市海淀区学院路 38 号　北京大学医学部院内
电　　话：发行部 010 - 82802230；图书邮购 010 - 82802495
网　　址：http://www.pumpress.com.cn
E - mail：booksale@bjmu.edu.cn
印　　刷：中煤涿州制图印刷厂北京分厂
经　　销：新华书店
责任编辑：刘　燕　　**责任校对**：金彤文　　**责任印制**：李　啸
开　　本：889mm×1194mm　1/16　　**印张**：9　**字数**：236 千字
版　　次：2014 年 10 月第 1 版　2014 年 10 月第 1 次印刷
书　　号：ISBN 978-7-5659-0963-4
定　　价：19.00 元

版权所有，违者必究
（凡属质量问题请与本社发行部联系退换）

本书由北京大学医学科学出版基金资助出版

主编絮语

　　一次去美国开会时我被海关问来美国干啥。我回答说来参加医学伦理学会议。她问我医学伦理学是干啥的。我说是关于医患关系、医患和谐……她诧异不解地问我：医生和患者本来就是这样啊，难道医生和患者还会打起来不成？

　　在第八届中美医师职业精神研讨会上，中方学者问 D. J. Rothman，美国医生最担心什么？当时正值医患暴力事件接踵而来。他回答说：中国和美国的医生的幸福和梦想是一样的，但噩梦各有不同：中国医生担心被打，美国医生担心被起诉。他为自己精彩的回答兴奋不已。我也很夸张地和他握手庆祝。

　　本辑收录了历届参加中美医师职业精神研讨会的专家们对一些问题的调研、探讨和思考方面的文章，其中也有基于对发言的整理而形成的文章。本辑中所说的医师职业精神、医学职业精神、医学专业精神，都是指英文单词"medical professionalism"，翻译方式不同而已，但其含义都是一致的。本辑的主题是中美对此概念的理解、中美对于医师职业精神的调研、医师职业精神与医患关系、利益冲突和患者安全的关系，以及迎接挑战、采取行动。第一部分的文章都是针对概念的解读。在学理上，杜治政教授提出的"医学专业精神"更加符合英文的本意。美国和中国的全国性的关于医师职业精神的调查，也包括从患者视角的调查，能提供给我们读者很多层面的信息，帮助我们对现状予以了解。利益冲突是一个非常重要的领域，也是未来研究的一个走向。它是医疗行业向社会展示其在处理与医药公司等关系问题上自身的态度和做法，主动去公开透明，以赢得社会的信任。患者安全问题、医疗差错问题在目前的中国还是比较敏感的。医务人员和医院出于种种原因，还不能很好地处理这些问题，但它们是影响医患信任很关键的问题。美方的一些做法值得我们借鉴，国内的一些基本尝试也取得了一些效果，还需要更多的医院和医生对此问题进行关注。正如 D. J. Rothman 曾经在"美国卫生保健服务面临职业精神的各种挑战"发言中回顾了职业精神的概念，批评了对这一概念怀旧化理解所引发的误导。他强调我们必须要共同面对新时代的巨变，参与并见证卫生保健的剧烈变革。他剖析了为什么美国的个体独立行医者会不断消失的原因，指出当今医师已然变成了患者病床边的"陌生人"与"会计师"，因此，践行职业精神的重点必须从对个体医师身上转变到医疗机构上来。展望未来，他提出了"对患者福利的承诺和对社会财政福利的承诺是否并如何和谐共存"的问题。

　　目前很多医生都纠结于医患暴力事件，也很担心执业安全，但同时他们不能忘记自己个人和医学行业的职责。1892 年 3 月 26 日的美国医学会杂志（*Journal of the American Medical Association*，JAMA）杂志就开始讨论此问题，并报道了两起患者殴打医生案例。JAMA 社论指出，"现在医学界对于疯狂的个人或患者袭击医生已经见怪不怪，但幸运的是，来自正常人的袭击非常罕见"，并指出，"医疗经验教会了我们尊严、沉默和忍耐。"在目前很多机制体制尚不完善的今天，医生如何保持坚忍和维护医疗行业的圣洁与高贵，是我们每个医生的职责。中国有个说法：德不近佛者不可以为医，才不近仙者不可以为医。它清晰地表达了对医生技艺和品德的要求。但医师职业精神不只是在个人层面，更多的是在群体层面、行业准入层面、行业自律自治层面，以及如何参与卫生政策改革，实现社会公平。可能这个说法不很恰当，但能说明一些其中的关系。我们的医疗行业就像一个池塘，医院就像池塘里的船，医生就像池塘中的鱼。我们的鱼说，社会都污染了，池塘都污染了，老指责我们鱼干什么？医师职业精神的探讨，更主要的是在于对池塘的清理和治理，才能使鱼更自由纯洁地行医，帮助落水者上岸。

中国目前正处于转型时期，很多价值理念也在调整。具体来说，行医究竟是单纯养家糊口的工作还是一种使命？又如，对于卫生政策改革，医务人员是应该引领还是被动跟随，甚至"担心改革医生群体"？这些都说明医生有时会在自己和自己圈子的利益与社会利益之间游移。医生的劳动价值没有得到应有的体现，是目前影响职业精神的一个问题。《孟子》开篇《孟子见梁惠王》就是一篇关于义与利的辩证关系的文章。王曰："叟，不远千里而来，亦将有以利吾国乎？"孟子对曰："王！何必曰利？亦有仁义而已矣"。孟子所说的也适用于医疗领域。不是说卫生领域不言利，而是说医生的行为不是为了利，因为利自然会在义之后到来。但如果一个社会的医生没有或不能完成医生的职能，不能置患者的利益于自己的利益之上，那么他也难以得到社会的回报；但如果一个社会的医生达到了其应该达到的水平，而社会并没有提供给其应得的回报，那么说明这个社会的相关方面需要调整了。

丛亚丽　David J. Rothman

2014 年 7 月

目 次

迎接挑战，采取行动

书评

征稿启事

医师职业精神：聚焦真正的问题

David J. Rothman

重铸医师职业精神的话题正引发广泛的关注[1-6]。这种关注折射出一种情绪，就是对在影响美国当前医疗实践的各种力量中，经济因素似乎正占据着首位这一现实的深切忧虑。我们的普遍共识是，患者的利益必须优先于医师个人的经济利益，并且职业精神也要承诺服务于弱势群体和公民参与（civic engagement）。但是，由于评论家们把视线只集中在管理式医疗（managed care）和其他一些相关问题上，很多真知灼见被完全忽视，从而消解了许多推动当代医学职业精神的努力。

我们把注意力几乎都放在了管理式医疗所带来的危险上，但出现了另一个棘手的问题，即当今的职业精神是否比在按量计酬（fee-for-service）模式下更有效、更具活力？评论家们并不在意重塑职业精神的问题。为什么我们对过去向来视而不见呢？原因可能在于，对过去历史的分析可能会使现在的进程复杂化，迫使对管理式医疗的关注转向美国医学职业精神最根本的问题。

首先让我们回顾一下，在 1910—1980 年这段历史时期内，医师的行为是否符合职业精神的要求。他们是否将患者的利益放在首位呢？有些医师肯定会这样做，然而，也有许多证据表明，那时有的医生对患者进行过度治疗，将他们转到自己的关系诊所，并从中分成。可见，很难说在实行管理式医疗前，整个医疗行业都能把患者的利益放在首位[7]。但我们至少可以说，自从实行联邦医疗保险制度（medicare）以来，医师的收入得到了大大的提高，一些（或许很多）医师确实把提高收入当作执业活动的标准。

在某种程度上可以说，管理式医疗并不是威胁患者利益优先原则的最初或唯一原因，那么我们就有必要去检讨一下削弱职业精神的内部因素，而并不能仅仅局限在外部。我们要更关注那些医疗规范与实践行为，而不仅仅是管理式医疗制度中的报销方式。现在最迫切的问题不是如何重新调整医师与健康管理组织（Health Maitenance Organization，HMO）之间的利益关系，而是如何降低医师的经济利益，并监控他们的行为。职业精神的理念恰好契合了这一任务，即面对患者的利益时，医师应将他们的经济利益放在第二位。事实上，职业精神往往意味着牺牲一定的经济利益。

在引入管理式医疗之前，有关职业精神的讨论往往涉及诸如专业胜任能力和行业自治等话题。这种观点，经由 T. Parsons 在 20 世纪二三十年代的系统阐释，一般被视为职业精神的基础。其实，保持医师专业胜任能力的目标已经很好地实现了。执业证书制度已被证明非常有效，因此，关于医师专业胜任能力的问题几乎已经淡出了职业精神的讨论。

然而，关于行业自治的讨论，特别是涉及如何处理医师不胜任和不称职的问题时，却裹足不前[8]。除了一些少数例外，各类专科学会还都不能有效地规束他们的会员。虽然学会章程有针对失职医师的通报、察看、停职、开除等各种规定，但是，大多数组织又都不会公开他们的监察行

David J. Rothman，美国哥伦比亚大学医学职业研究所

动。基于这些原因，对会员们的投诉的作用变得微乎其微，即便存在也很少能转化为实际的监督行动。这种行业自治的缺陷清楚地表明，关于职业精神的讨论必须要超越金钱和管理式医疗的问题。只要将行业自治作为核心问题，那么，今天的职业精神就必须被推倒重来，而不是重塑了。

在医师职业精神中，公民与社会责任问题占有非常重要的位置。20世纪的医师一直非常不愿介入到公共领域中。除了一些例外，大多数医师从不参与国家政治生活（甚至是关于医疗改革的辩论），而只是介入州内或当地的政治生活（例如，关于为学校提供服务的问题）。那么，面对如此薄弱的公民参与记录，又如何寻求突破呢？既然医师们过去很少介入公共事务，那又为什么要期望他们现在做出改变呢？

近来的一些职业精神研究文献不但轻视历史，而且除了探讨管理式医疗外，往往忽略了对实现医师职业精神原则的结构障碍的分析。举个例子，大多数作者既不太关心医药公司与医师的互动关系，也不关注这些公司对医学本科教育以及住院医师培训的影响。尽管有证据表明这种影响是深远的，但是，即便那些关注这个问题的少数思想家也没能澄清其重要意义。例如，E. D. Pellegrino 和 A. S. Relman 坚持认为[1]，医学专业学会的预算不能全部来自医药公司。但是，他们既没有引用数据论证这种医药公司资助的普遍性，也没有去探讨如果专业学会失去这些资助该如何运作。

在专业组织的预算中，医药公司的资助到底占了多少？这里举个例子，美国家庭医师学会（American Academy of Family Physicians）1995年所有的资助来自于21个药物公司[9]。如果更多的专业协会能披露其预算状况，这样的例子会不胜枚举。有可靠的证据表明，医药公司的礼品（诸如会议与旅行津贴）会影响到医师开具处方与药物选择[10]。以往对职业精神所受威胁的讨论都忽视了一个重要问题，就是关于医药公司的影响。与管理式医疗不同，这个问题很大程度上取决于对医师的管理。

或许，近来关于职业精神的讨论中被忽视的最重要的问题，就是如何去落实与强化专业标准。目前存在两种呼声，一是要在医学院和住院医师培训中拓展职业精神教育，二是要求专业协会提出更加明确的规范。K. M. Ludmerer 观察到临床前课程体系中系统教学的影响远远比不上临床实践中零碎的经验教训[3]。面对疲惫的住院医师教给医学生如何避免"挨揍"的现实，那些尊重患者的辞藻也就显得苍白无力了。但是 K. M. Ludmerer 并没有指出如何去做出改变。他迫切地想要"降低医学研究中心内部文化的商业味道，强调服务导向性"，然而他还只是停留在呼吁医学界领袖要拿出"勇气"上，而给不出更具体的策略去实现这个目标。

无论是选择新的誓言，还是组织一年级医学生举办白大衣仪式，这些公开宣言活动很难获得令人满意的效果。举来说，专业团体一般都会支持一些向弱势群体提供医疗保健的社会活动，或进行更大的公民参与性活动。这些活动会对个人行为产生一些促进作用，但很难说会在整体上产生实质性的影响。崇高的口号一般无法改变那些习惯性的处事方式。换言之，压力往往会落在那些想靠这种策略证实成功的人身上。

推进并落实职业精神还有什么其他途径呢？其实，存在一系列合理的策略，这些策略很多都与当前的方式有着根本性的差异。

第一，专业协会与执业认证机构需要对行为与服务标准进行强制性的要求，而不仅是建议。我们可以想象，这样一来，诸如医学继续教育，向弱势群体提供服务等内容就会成为继续执业的必要条件。有大量的社区团体已经设法促使医师向未投保的患者提供免费医疗服务，这种做法或多或少都取得了一些成功。提供免费医疗至少改善了贫困患者的健康状况，同时也推动了医师职业精神的具体落实。但是，医师是由于被施压才去这么做的，因此，这种方式的有效性也存在一定争议。这种争议也反映出认真对待职业精神所必然付出的代价。

第二，专业协会可以与患者团体展开合作，以共同实现某些他们单独无法达到的目标[11]。W. M. Sullivan建议医学应该"走向公众"，并"在其他领域和社会利益方面进行更深入的合作"[4]。这种想法在"医学专业精神"（"medicine as a profession"，笔者担任其咨询委员会主席一职）这个项目中得到了体现。这一项目隶属于开放社会研究院（Open Society Institute），它致力于资助患者团体和医学专业组织开展合作，例如改善医疗品质，落实行业规范以及向弱势群体提供医疗服务等。尽管长期以来医师并不积极地与消费者团体进行合作，但是这种合作的现实需求或许可以打破这种传统。

第三，应对医学院和住院医师培训的课程体系进行改革，不仅要包括职业精神的课堂讲授，还要教授能落实职业精神的必备技能。医疗行业已经承诺要拓展社会参与，因此，在课程体系中，在传授诊断技能的同时也应该传授倡导相关政策的技能（advocacy skills）。我再一次强调，这将颠覆现行的模式。具有政策促进和社区组织背景的人员将参与到医学院的教学中来。可以肯定的是，两种文化之间会产生冲突，但双方都将彼此受益。

第四，医学必须在其组织体系中鼓励与保护检举行为，这样，医疗行业就不再只依赖外部力量去发现和公开问题。无论问题是某种利益冲突还是管理式医疗的滥用，新闻记者与政府官员都已经发挥着揭露内幕和施以补救的作用。所以，当有些年轻母亲或妇女接受了乳房切除手术以后，在恢复期住院期间遭到健康管理组织的诸多限制时，是媒体，而不是妇科或肿瘤科医师的专业组织，首先带头起来抗议，呼吁公正的立法[12]。新闻记者一向善于捕捉利益冲突的话题。我们需要肯定的是，很多医学期刊也已经开始报道此类问题，并且大学与医学院也开始建立有效的监督机制。但是，媒体仍将继续关注现行体制无法有效管理的医师行为。《纽约时报》（*New York Times*）近期刊登了一篇关于新型心脏设备发展与检测的报道，就是一个生动的例证[13]。

第五，必须说服专业组织积极参加政治游说和推动立法的工作。几乎所有的专业组织都已经参与到广泛的游说活动中，很多组织每年在这方面的支出要超过50万美元[14]。通过游说厂商或其成员，专业组织试图影响立法，例如健康保险、药物立法、管理式医疗、反垄断规定以及诉讼改革等。但有一点，大多数这些活动的目的，都是为了实现组织成员的特定利益。例如，美国皮肤病学会（American Academy of Dermatology）一直致力于推动专科医师直接收治患者的方式，因为这是"高品质的皮肤病诊疗服务最有效率并且最经济的提供途径"[15]。出于同样的原因，美国眼科学会（American Academy of Ophthalmology）强烈反对创建"白内障手术服务基地"，以及"手术费单一支付制度"[16]，原因在于这些举措显然都会降低眼科医师的收入。此外，当国会正在就联邦医疗保险的收益进行辩论时，美国胃肠病学会（American College of Gastroenterology）进行游说，旨在将结、直肠癌检测纳入到收益的范围内[17]。

我们可以想象一下，如果这些专业协会都来倡导患者的福利，而不考虑他们自身的特定利益，会发生什么情况。在是否将结、直肠癌检测纳入联邦保险受益的辩论中，消化科医师和皮肤科医师的支持非常重要。然而，这种情况发生的可能性并不高。因为，专科协会的会员们并不想将他们所缴纳的会员费花在其他专科事务上，并且他们相信只有某一专科医师才能对患者的具体需求进行判断。但是，让我们想一想，如果这种立法倡议不是出于狭隘的自我利益，而是出于一个更广泛的患者利益的专业立场，公众会有何反应。

第六，各个专科学会、医学院以及教学医院应该采取一定措施，将医药公司及其医药代表的影响降至最低。如果专科学会提高他们的会员年费以及会议注册费，他们就会降低对药物公司赞助与广告费的依赖。至少，这些学会应该摒弃按照药物公司资助会议的额度来排定座次（铂级、金级、银级等）的做法，因为这种唯利是图的做法背离了职业精神的宗旨[18]。专科学会并不希望在年会上禁止药物公司的展台，因为这将阻碍新信息的流通，但是，允许这些展台去分发诸如笔、记事本、公文包、手电筒以及高尔夫球等"品牌提示物"则没有任何教育目的。

同样，医学院也应该制定正式规范去禁止所有药物公司送给学生礼品，无论是书籍、听诊器还是食物。住院医师培训也不应该接受那些药物公司慷慨提供的津贴。并且，教学医院应该施行同样的限制性政策，禁止药物公司向医院员工赞助午餐、会议以及差旅费，并且也要明确规定，接受药物公司代表提供的生日礼物、圣诞节礼物或者宴请都将视为违背职业伦理规范[19]。

这些建议看上去似乎是异想天开、不切实际，却清楚地表明，医师们回避了一个显而易见的严肃问题，即职业精神应该占据他们思考与行为的中心位置。当下对道德的呼唤可能令人心潮澎湃，也可能会在一个长远的时间段内发挥某些影响，但无法推动下一步实质性的变革。针对这些难题，职业精神彰显出了独一无二的重要地位。通过慢慢注入活力，逐渐渗透的方式应该是必不可少的。无论通过何种方式，职业精神也必将成为当今美国医学一个至关重要的组成部分。

参考文献

[1] Pellegrino ED, Relman AS. Professional medical associations: ethical and practical guidelines. JAMA, 1999, 282: 984 - 986.

[2] Swick HM, Szenas P, Danoff D, et al. Teaching professionalism in undergraduate medical education. JAMA, 1999, 282: 830 - 832.

[3] Ludmerer KM. Instilling professionalism in medical education. JAMA, 1999, 282: 881 - 882.

[4] Sullivan WM. What is left of professionalism after managed care? Hastings Cent Rep, 1999, 29 (2): 7 - 23.

[5] Wynia MK, Latham SR, Kao AC, et al. Medical professionalism in society. N Engl J Med, 1998, 341: 1612 -1616.

[6] Casalino LP. The unintended consequences of measuring quality on the quality of medical care. N Engl J Med, 1999, 341: 1147 - 1150.

[7] Rodwin MA. Medicine, money, and morals: physicians' conflicts of interest. New York: Oxford University Press, 1993.

[8] Derbyshire RC. How effective is medical self-regulation? Law Hum Behav, 1983, 7: 193 - 202.

[9] AAFP Foundation corporate members. Bull Am Acad Fam Physicians, 1995, 10: 4.

[10] Chren MM, Landefeld CS. Physicians' behavior and their interactions with drug companies: a controlled study of physicians who requested additions to a hospital drug formulary. JAMA, 1994, 271: 684 - 689.

[11] Cleary PD, Edgman-Levitan S. Health care quality: incorporating consumer perspectives. JAMA, 1997, 278: 1608 - 1612.

[12] Kassirer JP. Our endangered integrity—it can only get worse. N Engl J Med, 1997, 336: 1666 - 1667.

[13] Eichenwald K, Kolata G. Hidden interests—a special report: when physicians double as entrepreneurs. New York Times, 1999, 30 (11): A1.

[14] Washington Representatives (a directory of lobbyists and organizations) 1996, pursuant to 1995 Lobbying Disclosure Act (Public Law 104 - 65). The Center for Responsive Politics maintains a file on each organization. (Or see: http://opensecrets.org/lobbyists/98lookup.htm.)

[15] American Academy of Dermatology Web site. [1999 - 8 - 20] http://www.aad.org.

[16] American Academy of Ophthalmology Web site. [1999 - 8 - 20] http://www.eyenet.org.

[17] American Academy of Gastroenterology Web site. [1999 - 8 - 20] http://www.acg.gi.org.

[18] Program and abstracts of the 32nd Annual Meeting of the American Society of Nephrology. Washington,

D. C. ：American Society of Nephrology，1999.

[19] Wazana A. Physicians and the pharmaceutical industry：is a gift ever just a gift? JAMA，2000，283：373 -380.

本文原文《Medical professionalism—focusing on the real issues》发表于 N Engl J Med，2000，27：342 (17)：1284 - 1286.

（唐　健　译）

关于医学专业精神的几个问题

杜治政

2006 年 11 月，哥伦比亚大学医学职业研究所和中华医学会医学伦理学分会在上海联合召开医学职业精神的研讨会，引起了我国医学界对医学职业精神的关注。值此我国深化保健服务改革、恢复和重建医患诚信关系之时，关注医学职业精神这一问题的意义是不言而喻的。

一、职业、专业与专业精神

从概念涉及的内容方面看，职业与专业是一致的，在很大层面上它们是相同的。专业也是一种职业，但两者仍有着某些不同，职业不一定都能称之为专业，但所有的专业当然是一种职业。职业比专业的范围似乎更为广泛，专业是职业的进一步发展与提升。职业在其服务于社会中，为了更好地发挥该职业的作用，逐渐分离一部分掌握该职业技能和知识的人，以引领该职业的发展和解决服务中的种种难题。可以认为，专业是职业特征的结晶和升华。《桃花源记》中的"晋太元中，武陵人捕鱼为业"，这里讲的"为业"，可能是指职业，但这个武陵人肯定不是从事渔业的专业人员，因为作为从事渔业的专业人员需要具备一定的条件，即对渔业、水产业专门知识的了解。以捕鱼为生，和以从事水产研究与开发为目标的专业人员，其区别是不说自明的。人为了生存，都有一定的职业。工、农、商、学、兵，这是几个大的职业，但不是所有的工、农、商、学、兵从业人员都是专业人员。职业可以较为容易地变更，今天做工，明天可以经商，而专业则较为稳定得多。职业大多与生计相关，而专业绝不止于谋生，更重要的还肩负着该专业的历史使命。人们不能随便地、轻易地从一个专业转变为另一专业，因此，我以为使用"医学专业精神"比使用"医学职业精神"更准确一些。其实，无论从中文的"职业"与"专业"或从英文的"occupation"与"profession"来看，两者都是有区别的。

有的学者认为："职业是作为人们常规的谋生手段的一项活动，也可称为行业。而专业是要求专门学习和严格训练的"，因而，"医学是一门专业（profession），不是或不仅是一种职业（occupation）"[1] "两个基本的特点在解释职业特征方面是有其社会学相关性的：长时间的专业化和抽象化知识体系的培训，及其提供的服务取向。"[2] "两个核心的职业特征——服务取向和专业化的知识体系。"[2] 这是说，专业的形成有两个基本条件：一是专门的、稳定的服务取向和服务领域，即专门从事某种固定的服务，有明确的特征而与另一种服务不同；二是系统化的知识体系。比如，采矿是一种职业，但为了查清矿源、确定矿藏性质、评估产量，需要有一部分人研究和掌握地质结构和地质形成的理论，这样在采矿的劳动大军中，就形成了地质工程师这样一支队伍，因而也相应地形成了地质专业。保健服务也是如此。因而可以认为：专业是从某一行业的一般劳动中分离出来的，以专门知识为载体的并由掌握这一专门知识的知识分子承担的社会分工。

美国医学社会学家 F. D. Wolinsky 在《健康社会学》（*Sociology of Health*）一书中谈及

杜治政，大连医科大学《医学与哲学》杂志社

"什么是专业"的问题时说：专业"是与别的行业不同的行业"。他还引证 Carr‐Sauders 和 F. D. Wilson 的话："专业有两个主要特点，一是此行业的人组织起来成立协会，二是政府对此的干预。"[3] F. D. Wolinsky 认为，行业向职业的转化经过了五个阶段：使行业成为非业余性的；使此行业的人员进入专门训练机构；建立如 Carr‐Sauders 和 F. D. Wilson 所说的协会；垄断此行业；建立约束行业行为的伦理标准[3]。在这里，译者将该书中的"occupation"译为"行业"，而将"profession"译为"职业"。从中文习惯和作者的原意来看，似应将"occupation"译为"职业"，将"profession"译为"专业"更妥。经查核《健康社会学》一书的英文文本，原作者对 profession 与 occupation 进行了如下解释：The definition of profession：What is exactly a profession？It is an occupation that is set apart from other occupation. How is that occupation set apart from other occupation？Society conceives of that occupation as being different than the other occupation. What make society consider this occupation as being different？A variety of things，depending on the particular society or scientist trying to define a "profession"。（关于专业的定义：什么是专业的准确描述？它是指一个职业区分于其他职业。一个职业如何能和其他职业区分出来？是社会认为的一个职业不同于另外一个职业。那什么又是一个社会所认为的一个职业拥有的不同特点？这个因素很多，决定于一个特殊的社会或社会学者如何界定"专业"。）作者在使用"professions"时，列举了医师、牙科医师、注册护士、药剂师、兽医等，而使用"occupations"时，列举了营养师、医学记录管理者、理疗师、牙科助理等[4]。从作者的行文中可以看出，由"occupation"到"profession"的转变，其重要的区别在于知识要求程度的高低。而根据《辞海》和《现代汉语词典》等权威工具书，"职业"与"行业"视为同义语。显然，在这里，行业就是指职业。

专业精神是专业在形成和发展过程中逐渐积累的一种对专业社会责任和专业人员的行为规范的总认识，是以专业为基础而形成的一种适应专业行为需要的一种意识、价值理念和行为规范，是专业存在和发展的本质特征，是维护专业的神圣性与崇高性的重要保障。其内容包括专业的社会责任、价值目标、行为规范和科学作风四个方面。专业精神对专业的意义和重要性在于：促进专业的稳定和发展；维护专业的纯洁性和崇高性；在专业目标和专业限度内调控专业的社会作用；监控背离专业目标和专业宗旨行为的发生。一个失去专业精神的专业，是很难被社会接受和认可的。比如，法律，从古至今可以认定为一种专业，而"公正"则是法律专业精神最集中的体现。如果法律失去了"公正"的专业精神，那么法律专业也就不存在了，也就没有人相信法律了。专业犹如大海中的一条航船，而专业精神则犹如航船上的罗盘和舵。当前，医学专业精神面临严重的挑战，并且威胁和影响着医疗专业的社会存在及其作用的发挥。医疗专业因专业精神面临的危机而处于有迷失方向的可能。探讨医学专业精神面临的诸多矛盾，协调和解决其中的种种问题，是理顺当前保健服务面临的许多社会问题的当务之急。

二、什么是医学专业精神？

关于医学专业精神是什么的问题，古今中外的医家看法基本是一致的。希波克拉底说："无论至如何处，遇男遇女，贵人及奴婢，我之唯一目的，为病家谋幸福"；孙思邈说："凡大医治病，必当安神定志，无欲无求，先发大慈恻隐之心，誓愿救含灵之苦"；世界医学会通过的《日内瓦宣言》，几次修改都将"我庄严地宣誓，把我的一切献给为人道主义服务""我首先考虑的是患者的利益"作为医学的宗旨；2002 年，由美国内科医学理事会基金会（American Board of Internal Medicine Foundation）、美国内科学会和美国内科医师学会（American College of Physi-cians，and American Society of Internal Medicine，ACP-ASIM）、欧洲内科联合会（European Federation of FInternal Medicine）等共同发起和倡议的《新千年的医师职业精神——医师宣言》，首先仍强调"将患者的利益放在首位"是医学的根本宗旨。对于医学专业的基本精神和宗旨，著名医史学家 A. Castiglioni 就有过非常精彩的说明："医学是随着人类的痛苦的最初表达和减轻这种痛苦的最初愿望而诞生的。医学由于最初需要解释人体发生的各种现象和以人类心灵为主题进行最初的辛勤探索而成为科学。它的最高目标是解除人类痛苦，促进个人体质及种族改良。这是从古至今由医生的信心和热忱以及勤劳不息的努力所得出的真理。"[5]他还说："宗教迷信、封建教条、仇恨和专断有时掩盖了它的进展，但是，从遥远的过去一直到我们现在，医学思想，这个人类治病救人理想的最高尚的表现，始终保持着明显的历史的统一。"[5]这就是说，为患者谋最大的利益，把患者的利益放在首位，是医学专业精神的核心，是医学专业思想本质最集中的表现。这种专业精神是人类共同的、普遍适用的，没有东西方和民族之区分，也没有古代与现代之差异，因而是恒定的、不变的。任何时候，只要医学背离了这一点，医学就失去了存在的理由，医学也就不成为医学了。

"视患者的利益高于一切"并非一句空话，它包含着丰富的内容，同时必然演绎出一系列的逻辑结论：当患者的利益与医生的个人利益发生冲突时，医生应将个人利益让位于患者的利益，自觉服从患者的利益；当遇到某些干扰、引诱医生离开患者利益时（包括国家的某些医疗政策），医生应当抵制和排除这种干扰和引诱；以发展医学科学的名义否认患者利益第一是不能接受的；以社会、集体的名义牺牲患者的利益，一般情况下是不能允许的；将医疗服务视为商品出售和医学的本性是不相容的。当前，在医疗实践中，医学专业精神遇到的最大的困难，在于抽象地、一般地承认患者的利益第一的原则，而在许多具体的、特殊的情况下用一些所谓的"理由"或根本不成为"理由"的"理由"否认患者的利益第一的专业精神。比如，医生的待遇低、医院的经营困难、发展医学科学的需要、市场环境条件的迫使或诱惑等，都在有形或无形地驱使医学背离医学专业精神。

医学专业精神是由医学专业的自身特点所决定的，有其客观的社会和历史的基础：

其一，在医学专业领域内，医生的服务对象——患者对医生是绝对信任的，他把自己的健康托付给医生和医院。医生和医院是作为患者健康的受托人而出现的。医生、医院与患者的这种信托关系决定了医生与医院必须将患者的利益作为最高准则。

其二，医学发展成为一种专业，意味着社会、国家授予医学和医生某种特权。所有被国家和社会认定的医生和医院有对患者诊治的权利；有获得患者个人的各种信息甚至个人隐私的权利；有了解患者的家庭、经济、婚姻、经历的权利；有对患者宣布中止工作、免除个人对国家和社会应尽的职责、禁止与社会的接触和与人们交往的权利；有宣布生命终止的权利。"医务人员被授权为社会成员提供医疗服务""其他声称自己具有同等的治疗技术的任何个人或群体，都不被允许为该社会的成员提供健康护理"[6]。在医生具有如此广泛而坚实权利的情况下，如果医学不奉行患者的利益至上的原则，医学会滑到什么地步？

其三，医学是一门特殊的专业，从事这一专业的医生都要经过严格的学习和训练，特别是当代的医学，无论从科学或者技术的意义上讲，都已处于科技的高峰。由此形成了医生与其服务对象在知识信息上绝对不对等的情况。患者虽有知情同意权，但他基本上还是要听从医生指导的。医生处于主导地位。如果医生背离了患者的利益第一的原则，患者就可能被利用和操纵，其后果是很难设想的。

其四，在医患双方之间，患者是绝对的弱势群体。特别是某些特殊患者，如婴幼儿、精神疾病患者或其他特殊患者，他们对医生有更大的依赖性或依从性。尽管患者家属在各方面支持患者，但仍然改变不了"医强病弱"的现状。在这种情况下，如果"患者的利益第一"的原则得不到遵循，那么种种伤害患者、侵害患者利益的事情就会发生。

由此可见，患者的利益第一的医学专业精神是由医学这一专业自身决定的，是医学专业的内在要求。当前，我国保健服务中出现许多不正常的情况，如医生和医院的信任度下降、医患关系的紧张，正是医学背离了患者的利益第一这一基本精神的结果。

当然，医学专业的专业精神还有其他方面的重要内容。比如，如何对待医学科学，如何对待同行，如何进行医学研究，如何处理与社会及企业的关系，如何对待医疗差错，在公共卫生服务中如何实现医学专业精神，如何对待弱势群体的患者，这些都是专业精神需要考虑的问题。历代中外医学家和医学组织都对此做过许多研究，发表过许多守则、宣言、规范。这些由相关专业组织发布的守则、宣言和规范既对医学专业的基本精神提出了明确的要求，同时，对医学专业其他方面的操守做出了规定。如中国明代医家陈实功的"医家五戒十要"就是医学专业精神的完整规范；再如经过多次修改的《美国医学会医德原则》（*American Medical Association Code of Medical Ethics*）共有十条，除第一条明确阐明了医学的宗旨亦即医学专业的基本精神外，同时还提出了"医生必须努力提高医学知识和技能""医生必须把治病方法建立在科学的基础上""医生在行医时，应该限制真正由他提供服务的职业收入来源，或者在他的监督下限制对患者的收费"等九条[7]。1933 年公布的《南京市医师公会信条》就有 4 项 20 条之多[8]。本文前面提到的由美国内科医学基金会、美国内科学会、美国内科医师学会和欧洲内科联合会等共同发起和倡议的医师宪章，就是将医学专业精神区分为基本原则和十条专业责任。这个医师宪章将"将患者的利益放在首位"、患者自主、社会公正并列为医学专业的三项原则，同时也提出了提高业务能力、对患者忠诚、为患者保守秘密、提高医疗质量、公正分配医疗资源、维护信任等十项要求。由此可见，医学专业精神，首先是医学的基本宗旨和它的基本价值指向，同时也包括在其基本宗旨指导下对该专业一些重要方面的专业操守。医学专业精神应当是一个完整的体系，由两部分组成：一是医学专业精神的核心思想或中心价值取向；二是以核心思想为指导的涉及医学专业基本方面的行为规范，如对待同行、对待医学研究、对待社会等。

当前，学者们对医学专业精神有不同的表述："医学的专业精神是医生在职业活动中应具有的医学科学精神与人文精神的统一"[9]"医务人员的专业精神中最重要的以及必须遵守的一项，就是为患者谋最大利益"[6]"医学专业最重要的道德标准是忠于患者的利益"[10]"医学专业精神是指从医者表现在医学行为中的精彩的主观思想及全社会、全人类所肯定和倡导的基本从业理念、价值取向、职业人格及职业准则、职业风尚的总和"[11]。所有这些对医学专业精神的定义，都从各个不同角度对医学专业精神做了界定和解读，有助于我们对医学专业精神的理解。但我以为对医学专业精神的界定，首先应当反映医学专业的历史使命及其社会责任，明确处理各种利益关系的基本原则，同时反映医学专业与一般职业的不同。从这一角度看，"我首先考虑的是患者的健康""将患者的利益放在首要位置"这一表述最为适当。因为它十分明确地表达了医学专业的宗旨和使命，清楚地表明了处理各种利益关系的基本原则，同时，这一界定也对定义与定义的解读做了区分，并且具有极强的操作性。是否将患者的健康利益放在首位是非常容易识别的，因而可视为检验有无医学专业精神的试金石。

医学专业精神与医学伦理的基本原则是相同或相通的。医学专业的基本精神同时也是医学伦理学的基本原则。但两者似又不能等同，并非所有的医学专业精神都是伦理的，例如，医学专业精神十分强调医生对专业的精通，但精通专业不能说是伦理学的内容。医学专业精神更侧重反映医学专业的社会责任和社会使命，反映专业特点及要求。一般地说，医学专业精神适用于专业的一切领域。而医学伦理学除首先受制于医学专业外，同时也需要考虑一般伦理学的原则，受制于不同时代的伦理思潮，它在应用于医学专业的不同境况时，往往需要制定相应的伦理规范才能发挥其作用。

三、医学专业精神的传承性与时代性

医学专业精神有没有时代的差异？现代医学专业精神与传统的医学专业精神有无区别？

如前所述，医学专业精神就其反映医学的基本历史使命和社会职责而言，古代医学专业精神和现代的医学专业精神没有实质性的区别。从古至今，医学的存在就是为了治病救人，增进人民的健康，因而医学专业精神当然应将患者的利益视为最高原则。无论过去、现在和未来，这一点不会有任何改变，否则医学就不成为医学了。这是其传承性的方面。但这一基本精神的内涵也是随着时代的发展而不断丰富的。至于某些具体专业传统，更多地表现为随着时代的不同而不断更迭、修正和补充。医学专业精神是以医学专业为基础的，而医学专业、医学技术，始终是处于发展变化中的，医学活动的领域对人体的干预和以往相比有了十分惊人的变化。同时，由于健康的重要性越来越为人们所认识，健康成为现代公民的基本权利，医学也随之受到社会公众和政府的重视。另外，医学与经济的关系也越来越密切。医疗市场化、医药器械生产、各种各样的保健服务、特别是由于医学由原先的走街串户的个人行为，发展为今日之庞大的服务体系，表明它已经是重要的产业部门。"医学本身具有能力去决定自己的历程时，也在很大程度上受到所处社会的世俗、价值观、经济和政治的影响。医学各领域间相互渗透。医学由政府和私人工业花大量金钱来供养，也同样受到广告和媒体的大力培养，并受到公众口味、想象和愿望的支持"[12]。即使是医学专业精神的基本内涵也是随着时代的发展而不断地丰富的，比如，将患者的利益置于首位，这是共识。但如何理解"患者的利益"，则由于医学的进步，可以有多种不同的解释，如近期和远期利益，以及经济与健康效益的比较。在利益关系上，不仅有与医生利益的关系，还有与社会、企业、他人及科研利益等各种复杂的利益关系。这就要求在履行医学专业精神时要做具体分析，不能简单了事。医学的这些变化当然会在专业精神上得到反映。从这一角度看，医学专业精神，特别是涉及一些具体问题时，又有鲜明的时代特点。

当今的医学专业精神有一些什么新的特点？与传统的医学专业精神有何不同之处？

其一，当代的医学专业精神不仅重视对患者个人的责任，同时也强调对社会的责任。由于当代医学的许多诊治手段不仅直接影响面对的患者，而且可能影响子孙后代，这都是医生在使用这些手段时不能不考虑的。同时，当代医学不仅要为那些直接寻求帮助的患者提供服务，同时也要承担预防疾病、促进公共卫生的义务。当代医学专业精神有着浓厚的社会责任感。

其二，尊重患者的自主权，在为患者提供诊治时要尊重患者的选择。在过去，医生一般被认为是患者利益的代表，可以为患者做主，医生做什么一般无须听取患者的意见。这在患者对疾病和健康不甚了解和患者的权利意识未曾觉醒的情况下似乎是可以理解的。但在当今，这种专业意识显然是落后了。因而有的医学专业组织将它与"患者的利益第一"并列为医学专业的基本精神。

其三，行医的公正与公平原则有了更重要的意义。关于一视同仁对待患者，古代医家十分重视。"若有疾厄来求救者，不得问其贵贱贫富，长幼妍媸，怨亲善友，华夷愚智，普同一等"[13]

"无论至何处，遇男遇女，贵人及奴婢，我之唯一目的，为病家谋幸福"[14]。古代医家在这一点上的认识是一致的。但当代医学要求的不仅是一视同仁，而且还包括公平合理地使用医疗资源、公平地对待弱势群体以及对弱势群体的救助，这是时代赋予现代医学专业精神的一个重要印记。

当代医学专业精神更突出的问题，还在于医学专业精神的核心价值面临严重的挑战。市场的经济环境以及市场对医疗行业的诱惑，使医学为患者谋健康还是为医生谋财富的问题从来没有像现在这样尖锐地摆在医学界的面前，这是需要医学界认真思考和对待的。

四、自治、专业组织与医学专业精神

一般认为，能否自治，能否自己管理自己，是某一行业从一般职业转化为专业的标准[3]。美国学者弗里德森指出：虽然许多行业达到了第一阶段的要求，但只有医学、法律和教会达到了自治权。"唯一真正重要的统一标准是是否享有自治权——合法控制其职业的地位。自治是政治、经济权与行业代表性之间相互作用的产物。这种相互作用有时得到教育机构和其他部门的促进，它促使社会相信此行业的工作是可靠的、有价值的。"[3] "自治是唯一最重要的衡量行业是否成为职业的标准"[3]，那么，一个专业是如何得到这种自治权的呢？这种自治权不是想要得到就得到的，它有赖于专业精神的形成。正是由于医学专业对患者负责，将患者的利益视为最高准则的专业精神，保证了医学的服务质量，从而赢得了社会对它的承认和信任，因而获得了自治权。"一旦自治权授予了某个行业，大众就承认此行业，似乎它有广泛的集体性和服务方向性。"只有在自治权被授予的基础上，"社会才可以承认其价值和它作为一种特殊行业的可靠性，并授予其自治权。"[3]这就是说，一种专业精神的形成过程，一般经历了自发与自觉的两个不同阶段。第一个阶段，开始是由于医学专业的特殊需要，形成了对患者的利益负责的专业精神。这时，这种专业精神还只是医学少数专业人士的个人觉醒，是这些优秀分子对其所从事的医学事业的社会价值的个人意愿表达，是这些优秀人物本人对其所从事的医学事业的个人自律。而正是由于他们这种严格的自律，赢得了社会公众对医学专业的信任，而社会公众对医学专业的信任，则确立了医学专业自治权的基础。医学专业依赖于社会授予的自治权，进一步强化医学职业精神，实现自我管理、自我约束，从而强化了医学专业的责任，确立了它在国民健康事业中的责任地位。这是医学专业精神发展的第二阶段，即自觉的自治阶段。因而有的学者将自治或自行领导的权力的行业称为专业[3]。这就是说，一个专业如果不能进行自我管理和自我监督，不能自觉地控制服务质量，从事该专业的人不能用该专业的精神约束自己的行为，该专业就不能认为是一种成熟的、得到社会认可的专业。仅有少数人的专业精神的表达还不够，还必须有专业精神的自治，才意味着该专业的社会公众形象的确立。

由此我们可以看出，医学专业精神是以医学专业为基础形成的，而它的形成又反过来促进、稳定了医学专业的社会地位，使社会确认了医学专业的存在并认可了它在人类健康事业中的独特位置。这一变化的标志性表现就是专业自治，就是要求所有从事这一专业的人都遵守这一专业精神。只有自治权的形成，才使专业精神从自发走向自觉，而只有在这种条件下，医学专业在社会公众心目中的地位才正式被予以确立。由此可见，专业精神实实在在地表明了它在专业形成中的支柱性作用。可以毫不夸张地说，没有专业精神，就没有专业的存在。

这里有必要讨论一下专业组织对于专业精神从自发走向自觉阶段的作用。在专业发展到一定阶段，从事该专业的人士一般倾向于建立自己的专业组织，成立相应的学会。而推动专业组织建立的动力，首先是来自维护该专业社会地位的需要。从医学发展的历程来看，医学专业组织出现后首先重视的工作，就是加强对医生的专业训练，充实医生的知识和能力，保证医疗服务的质量，颁布职业道德规范，审定行医资格，而这一切，无一是围绕医学宗旨和行医目的进行的。而这也表明，正是在医学专业组织形成后，医学专业精神被组织化了，被物质化了。医学专业精神催生了医学专业组织，而医学专业组织进一步强化了、组织化了医学专业精神。美国医学会的出现为我们提供了这方面的一个典型案例[2,3]。

五、医学专业及专业精神的社会调控

从医学的历史和我国当前的现实来看，医学专业精神的形成及其显示的作用主要依靠医生自律和医学行业组织的自治，这极大地巩固了医学专业的地位，但这同时也带来了一些消极的、不理想的后果：

第一，医学专业化及医学专业精神的形成及其自治，极大地强化了医学专业的技术性及技术复杂性，因而直接或间接地引导医学朝着不断提升技术水平的方向发展，却忽视了医学的人文、社会、心理等方面的发展诉求。医学技术主义倾向的形成与医学专业化及其医学专业精神有着密切的关系。

第二，医学专业化及医学专业精神导致了"医疗服务中的高度严格的阶层化制度的发展，它使医生和非医生的卫生工作者之间的鸿沟越来越深，但实际上非医生的卫生工作者们在某些方面提供给患者的服务比医生提供的服务更重要"[2]。医学专业及专业精神强调医学专业的特殊性，强调医学专业知识的重要性和神圣性，这无疑促进了医学专业的发展和提高，但同时也形成了一种偏见，即认为只有经过严格训练的医生才能满足疾病治疗的需求，而轻视社会、心理、行为和一般卫生工作对健康的促进作用。"医生总体上是以对患者负有最终责任的'超级医生'的角色在医院出现的"，非医生的卫生工作者难以作为一个有内聚力的团队高效率地工作[2]。

第三，医学专业精神及自治强化了医学专业的特殊性及随之而来的与社会的疏离和隔绝。医学专业精神是曾以自律和自治而赢得了社会的信任，但因此也就形成了一种"我们的事我们自己管"的惯势，他们不愿看到和听取来自外界的说长论短，经常以"不了解医学特点"为由抵制外界的批评。医学一方面离生活越来越近，但同时又与社会越来越远。人们越来越不了解医学。这一切莫不与医学专业化及专业精神的自律与自治的传统相关联。

第四，医学专业化及其专业精神，特别是医院和医学专业组织的出现，促成了医学专业对保健事业和保健权的垄断。特别是当它发展至今天这样的顶峰时，当它自认为是人民的利益的代表时，它就应当垄断一切。不管他们怎样做，他们都是对的。医疗行业似乎是"针插不进、水泼不进"的"王国"。

第五，医学专业化及专业精神的自治，导致了医学知识的滥用。"职业自治的第三个作用是医生越来越多地重新解释社会现实及美国社会的医学化""医学开始把所有社会偏离行为解释为疾病。随着美国社会生活的多样性，社会偏离行为的定义也越来越多，与典型社会行为不同的偏离行为也越来越多，这样就造成了美国社会生活的进一步医学化。"[3]

第六，医学专业精神及其自治导致了医学专业过度的自我保护，特别是对医疗差错的掩盖。长期以来，医学界存在一种不揭短、不批评同道的传统，这无疑有益于维护医学专业的信誉，但同时也酝酿着"护短"的消极影响。

医学专业的形成及医学专业精神培育的全过程，使我们清楚地看到了它对人类健康事业的贡献，但当它发展到一定阶段时，我们又看到了它的局限性，看到了"将患者的利益置于首位"这一宗旨面临的种种悖论现象。美国医学专业形成的历史，特别是美国医学会出现后的所作所为，为我们提供了这种认识。"美国医学会的公众形象变成了一个贸易保护协会。""美国医学会属于另外的特殊的利益集团。"[2]"尽管自称有拯救生灵的崇高目的，但医疗保健机制实际上是一种追求利润的商业活动。""在许多为了自身利益进行游说活动的医疗团体中，美国医学会作为一个无视公众利益而运用政治和经济权力的准官方团体，给冲突论者提供了批评和攻击目标。在过去50年里，美国医学会力排众议，成功地抵制了建立起一个全国性医疗保险体系的努力。"[15]中国的情况也说明了这一点。在中国近些年来的医疗改革中，也发生过医院、医生们和医学会的各种组织为争取自身的利益而与患者、与社会进行抗争的情况。一些将"以患者的利益为最高准则"的医学专业精神为宗旨的医院和医生的所作所为也与其最初宗旨相背而弛。

这表明，医学专业精神，以及医学专业的服务方向和宗旨，需要有社会的干预和调控，需要自律与他律相结合。这种来自医学外部的调控包括政府对某些行医行为的约束、医疗费用的控制、医疗产业的管理、医患关系的培育，也包括来自社会舆论的批评与监督，对医学专业的正确发展与医学专业精神的实现是十分重要的。总之，培育一个符合时代要求的医学专业精神有赖于医务界的自身努力，也有赖于政府调控和全社会的监督。

参考文献

［1］邱仁宗. 医学专业的危机及其出路. 中国医学伦理学，2006，（12）：5.

［2］威廉·科克汉姆. 医学社会学. 北京：华夏出版社，2000：179.

［3］F. D. 沃林斯基. 健康社会学. 北京：社会科学文献出版社，1999：341.

［4］Wolinsky FD. The sociology of health：principles，and professions，and issues. 2nd ed. Belmont, California：Wadsworth Publishing Company，1988：219 - 222.

［5］卡斯蒂廖尼. 医学史. 上册. 南宁：广西师范大学出版社，2003：3.

［6］许志伟. 中国当代的医疗危机与医务人员的专业责任和使命. 医学与哲学：人文社会医学版，2006，27（9）：1，3.

［7］杜治政，许志伟. 医学伦理学辞典. 郑州：郑州大学出版社，2003：617.

［8］张鸿铸，何兆雄，迟连庄. 中外医德规范通览. 天津：天津古籍出版社，2000：365.

［9］李本富. 试论医生的职业精神. 中国医学伦理学，2006，19（6）：3.

［10］许志伟. 医患关系的本质：医生的专业视角及其伦理意义. 医学与哲学，2004，25（11）：67.

［11］孙福川. 伦理精神：医学职业精神解读及其再建的核心话语. 中国医学伦理学，2006，19（6）：14.

［12］安东尼·吉登斯. 社会学. 北京：北京大学出版社，2003：150.

［13］孙思邈. 大医精诚//张鸿铸，何兆雄，迟连庄. 中外医德规范通览. 天津：天津古籍出版社，2000：127.

［14］希波克拉底. 希波克拉底誓词//张鸿铸，何兆雄，迟连庄. 中外医德规范通览. 天津：天津古籍出版社，2000：761.

［15］文森特·帕里罗，约翰·史汀森，阿黛思·史汀森. 当代社会问题. 北京：华夏出版社，2002：413.

从传统医德到现代医师职业精神，我们还有多远？

丛亚丽　李红文　张云飞

随着市场经济和现代生物医学技术的迅猛发展，现代医学职业已经发展成为一个高度分化的专业领域。医学职业不仅受外在市场经济环境的影响，而且面临着从传统文化观念向现代思想观念转变的挑战。正如钟南山院士在多个场合提到的：在当前新一轮医药卫生体制改革中，医生没有起到医改主力军的作用。这需要从我国的传统和当代的背景中寻找原因。

一、中国传统医德思想的特点和延伸解读

第一，医乃仁术、大医精诚和重义轻利是我国医德思想在理念上的典型表述。

医学的目的是仁爱救人。《灵枢·师传》指出，掌握医术，可以"上以治民，下以治身，使百姓无病，上下和亲，德泽下流。"东汉名医张仲景也提出，儒家要实现"爱人知人"的理想，就应当明了医理，重视医疗，这样方能"上以疗君亲之疾，下以救贫贱之厄，中以保身长全，以养其生。"自宋金元以后，随着大量儒生进入医学领域，形成了一种独特的阶层——儒医，他们将医学视为实现其"仁爱"理想的重要手段。他们认为，行医治病、施药救人就是施仁爱于他人。由于医学的济人利事与儒学的仁孝忠恕正好符合传统社会的伦理道德标准，因此，以医济世成为许多儒生的目标。儒家的仁爱思想因此也成为医学道德的理论基础。除儒家提倡医学的仁爱精神外，道教和佛教也大力宣传行医施药可行善积德，道教和佛教的戒律对医学道德准则的建立也有影响，如唐代孙思邈的"大医精诚"和明代医家陈实功的"医家五戒十要"都烙有明显的道教和佛教的痕迹[1]。

医学是一种治病救人、解除疾病之术，它不是谋利的手段，不是扬名的阶梯。受儒家推崇的重义轻利的义利观和舍生取义的理想人格的深刻影响，传统医德强调以医济世而非以医谋利，形成了重义轻利、廉洁行医的义利观[2]。

传统医德确立了医乃仁术的仁爱原则，也体现了中国传统文化和情感的体现，人与人彼此之间真诚相待、相互关爱是儒家所追求的理想人际关系，也是医患关系的理想愿景。

第二，中国传统医德思想不以人与人的平等、患者自主决定为核心价值，而以对患者有利为首要目标。

若告知患者实情对患者的治疗和康复不利的话，医生不告知患者实情在伦理学上是可以得到辩护的。强调以患者的根本利益为首要考虑，其实这一点在东西方并无差别。但对患者利益的判断是以医生和家属为准，有时不能体现患者的最大利益，这是问题所在。

第三，传统医德思想中关注的是医生个人美德的培养，而非建立严格的业内规则。

如果说，18世纪的欧洲开始出现医生的群体意识〔如英国医生 T. Persival（1740—1804）要求避免反驳资深医生的意见，以保持后者的威望〕，那么，中国医生经常被观察到的情形则是

丛亚丽、李红文，北京大学医学人文研究院；张云飞，北京大学政府管理学院

医者之间的唇舌之争。曾在上海执业的中医陈存仁（1908—1990）在回忆录中就写道："一般老医生有时看我所开的药方，总是摇摇头，好像我们的方子不对，甚至连正眼也不望一望。"其实这是与旧时上海患者的习惯有关。患者病重时常常请两三个医生各开一处方来对照一下，但是医生与医生之间往往甲医说乙医不对，乙医说丙医不对，相互讥评，已成习惯[3]。医生业内缺乏规则，当医生遇到难治之症时，既是救患者性命，更多的也是展示医生个人医技水平的机会。

第四，医生的社会地位和专业权威性不高，医疗决策权也多被掌握在家属手中，而非医生手中。

医生、患者和家属构成医患间的"三角关系"。患者生病后，家属去请医生，即患方自由择医，医生被动地提供医疗服务。患者这一方全家都参与医疗过程，而且握有最终决定权，因此，胡美医生所著书中有一章名为《家属控制了医疗》。如此一来，医疗过程便变成全家参与，并与多位医生磋商协调的复杂过程。西医程瀚章是这样生动地描述这一现象的："至若慢性之病，又以甲医无效，改就乙医，乙医无效，更就丙而丁而戊……"[4]在这种微妙的关系中，患者虽有自己的意见，医者却与家属结成同一条阵线，配合行动[3]。

第五，医患缺乏信任，医生的权利和义务边界不清。

与患者自由择医相适应，医生也是择病而医。有些患者为了试探医生的水平，不告诉医生症状，令医生诊脉、察色、闻声。如果医生对患者的描述不符合病情，患者便辞退此医生。对于此种情况，医生则会先探听患者的病情，便可轻松拆招。对于危症患者医生则选择避之，或者自己告起病来，不肯去看患者[5]。

以明清为例，由于医疗的最后决定权不在医生手中，医生不需要独自承担医疗结果，加之庸医的存在，使得对于纠纷的判断比较困难。如出现患者死亡，行政判官的心态也多是平息争议，要求医生把所得之财归还患者家属。对此，家属一般自寻出路：一是徇私报仇，二是诉诸报应[3]。

二、现代中国医师职业精神的艰难发端

1. 医学教育逐渐正规化和仍待完善的现状

传统上的师徒式的医学教育一直延续到新中国成立前。西医的医学院校几乎都是教会办的。新中国成立后，政府为了快速培养医学人才，满足社会对卫生服务的需求，在短期内开展了不同层次的医学教育。由于学制不同、对住院医师的培训时间不同，使得医疗部门难以制定一个统一的质量和认证标准[6]。这种情况客观上降低了门槛，使相当一部分医务人员不能很好地胜任本职工作。

经过多次改革，我国的医学学制还在探索中。学制从最初的六年本科压缩到五年本科，后来又出现七年本硕，随后又出现八年的本博连读；从一本的医科，到二本和专科的医科，都在培养医学生。他们毕业后的称谓没有区别，但工作的医院级别和属地不同，医疗条件和水平也不同，从而造成了医疗水平参差不齐。

2. 我国的医学专业组织或学会的发展较慢

传统上，我国的医生多是个体行医。他们从走街串巷，到入户行医，再到坐堂，这个发展历程在国内外没有太大区别。我国医疗行业的特点在于，我们的行会制度一直较弱。直到1915年，才创立了中华医学会。1933年，中华医学会成立了"医师业务保障委员会"，为被诉讼的医生辩

护，维护医生的正当权益。沈克非医生案就是那时该委员会辩护成功的案例[7]。也可以说，早期中华医学会还是部分体现了行会独立性和自治的苗头。

作为医生行会团结和共同利益维护的组织——中国医师协会于 2002 年成立，它有两大职能：维权和自律。在追求整个行业的规范和操作指南方面，我国的医师职业共同体的意识还比较弱。

3. 医患信任存在危机

医患关系一直是业内非常关注的一个问题，尤其是医患暴力事件，是近年困扰中国医学界的首要问题。医患信任问题在我国非常复杂，涉及体制、医院政策、科室文化、个人操守、沟通能力和解决纠纷的机制等诸多方面。目前大量患者涌入三级甲等医院（简称三甲医院）就医，导致这一现象的主要原因是医学中的技术要素。他们信任的是三甲医院的技术水平和能力，并且也信任大医院的医生。同时，由于患者对医学技术的局限和疾病的不确定性缺乏科学的认识，并对于医疗存在结果导向的评价，所以对过程中的人文方面的瑕疵不太介意或者说更能包容。但当结果不如意时，尤其是在巨额负债、患者死亡的情况下，便可能发生看似难以理解的暴力事件。相应地，医生为了避免给自己带来风险，存在防御性医疗的情况，从而进一步加剧了医患间的不信任。

有调查显示，除了卫生体制医疗技术水平等原因，"法律、法规不完善，医患双方的权利和义务得不到保障是医患间不信任的原因"的观点也得到了多数人的认同，在医生与患者中分别占 64.68%、53.67%。由于现行的医德规范与医事法规之间的不配套、不协调等问题，医患矛盾中双方得不到有效的法律保障，导致医患冲突频繁发生[8]。

三、医师职业精神的国际进展

1. 新千年医师职业精神的提出

无论是中国还是西方，都经历过从"江湖医生"到规范管理的阶段。现在医学的角色不再单纯，已经成为有组织的医学（organized medicine）。这意味着患者面对的不是某个医生，而是强大的医院、医生团队和学会等。医学已置身于包括药业、市场、患者权利运动以及卫生体制改革等多种经济、政治因素互相影响的环境之中。当今时代的盟誓，与传统的希波克拉底誓言的内容相比，已经有了新的内容[9]。

美国在 18 世纪末期最早开始颁发医师执照，但其目的并不是为了控制准入，而是为了使那些合法的医生可以为医疗费用的事情起诉。1830—1850 年也发生了一些院校为了多招学生而降低要求的情形。1847 年美国医学会（American Medical Association，AMA）成立，其在逐渐壮大后对行业准入提出了要求。1910 年，《Flexner 报告》推动美国的医生培养进入一个由科学、实验室和正规的实习训练组成的轨道上。自此，医学渐渐趋于科学化。随着医学能对更多疾病进行治疗，尤其是 1937 年对肺炎治疗的进展，使社会和百姓对医学非常景仰，医学作为一个神圣的职业的理念又被重新树立起来。直到 1960 年前后，不仅是行业协会，还包括政治力量等，都在帮助医生维持较高的社会地位和经济回报[10]。

但到 1980 年前后，随着医疗技术的发展和费用的高昂，以及医学越来越有成为一个营利企业的苗头的出现[10]，人们对医学的看法又发生了重要改变。当然，AMA 也曾因为垄断和自我利益等方面被诟病。一个行业在其内部管理上有很多可操作的空间，包括自律和严格的准入等，但这些不是一个行业是否能被称为 profession 和决定其社会地位上的金标准。金标准的钥匙掌握在社会手中，在于社会怎么看待这个行业，这个行业和社会的盟誓是否建立起来。

《新千年的医师职业精神——医师宣言》是医师职业精神研究的标志性文献[11]。如果用一句话来概况其内涵的话，就是医疗行业与社会订立盟约，向社会承诺三个原则和十项责任。三个原则即患者权益至上、患者自主和社会公正。十个责任即提高业务能力的责任、对患者诚实的责任、为患者保密的责任、对有限的资源进行公平分配的责任以及通过解决利益冲突而维护信任的责任等。最早对职业精神进行论述的，是 19 世纪 20—30 年代的社会学家 T. Parsons（1902—1982）。以下几个特征是一个职业能称为专业的条件，包括为某种特定的社会功能服务、基于专业的培训并具有专业权威，有职业机构、组织学会和杂志等作为载体，以及为患者提供服务为初衷而非以追逐利润为初衷，并具有专业自主性和自我规范的自治能力和有良好的社会地位等[12]。

2. 医师职业精神的本质

医师职业精神或医学专业精神（medical professionalism）是一个来自英语世界的现代话语。它与传统的医德观念在概念、历史渊源、内涵、思想构成等方面有很大的不同。

第一，医师职业精神主张以专业视角来促进医学和医学职业的发展。医学职业的专业视角是指医学从业人员必须保证自己受过完备的专业知识训练和培训，具有医学职业从业资格。因为医学职业是一个越来越高度专业化的领域，尤其是在现代生物医学模式下，医学职业者必须接受现代医学的严格训练，大多需要接受通识教育之后的高等医学教育。医学职业必须建立基本的从业门槛和行业准入制度，这是保证医学从业者科学素质的最基本保障。

第二，医师职业精神采取伦理关怀的价值导向。医学职业精神的伦理关怀是一种价值导向，它在医学上主要体现为医学利他主义的道德观。理论上，这是社会中的医疗行业向整个社会的承诺，它要求整个行业置服务对象的利益于首位。

第三，医师职业精神主张尊重患者的自主性。尊重自主性是西方现代医学的一个强劲话语，它已经被很多学者奉为生物医学伦理学的基本原则。这一方面要与传统的医学家长制（medical paternalism）相抗衡，另一方面意味着患者权利意识的觉醒。

第四，医师职业精神包含了公正的要求。传统医德主要诉诸医者的恻隐仁爱之心，对于社会公正的考虑则较少。现代医学职业精神应该站在社会公正的高度，考虑医疗机会的公正平等和医疗资源的公平分配等问题。尽管这些主要是制度层面的问题，但在很多时候还是为医学从业人员所直接掌控的，这就要求他们有公正的品格，并且具有社会正义感，尽量将机会和资源优先给予最迫切需要、最应得的人。在当前社会中，参与医改是公正的基本要求和直接要求。

第五，医师职业精神倡导整个医学职业的行业自治。能否自治、能否自己管理自己，是一个行业从一般职业转换为专业的标准。一个行业如果不能够进行自我管理和自我监督，从事该行业的人就不能用该行业的精神约束自己，该职业就不能够得到社会的广泛认可。必须有职业精神的自治，才能确保该职业在社会上的公众形象的确立。

简要地说，医师职业精神是指社会赋予医学一定的特权，如高度的实践自主权、职业声誉、优厚的薪酬，但它同时需要做到自治、自律，把患者的利益置于首位。虽然这样说不很准确，为了利于理解，可以把医师职业精神分为两大内容：伦理的和非伦理的。伦理的内容，主要是指医生对患者应该承担的一系列责任。非伦理的内容，主要是指医生应该保持专业技能的卓越、致力于医学科学知识的发现和创新、保持医学职业的自律等。伦理的内容主要以伦理利他主义为价值导向，即把患者的利益放在首位，而非伦理的内容主要强调专业化与技术规范。目前医师职业精神面对的最大的威胁，就是市场的诱惑和驱动。

四、中国传统医德与现代医师职业精神之间的距离

我国的临床医生一方面对自身的付出和薪酬不成比例很有怨言；另一方面对自身的专业权威性不足也感到很苦恼。同时他们对医院、国家的卫生改革中存在的一些不公平的制度又缺乏谏言的动力，当然，造成这一现象的最主要的原因还是医院的管理理念没有更多地体现民主和对医生劳动价值的尊重。临床医生多停留在关注患者个人的健康水平，但对公共卫生、卫生体制改革和群体健康的问题方面关注不够，还需要一个转变过程。我国医生尚缺少对医疗改革献言的群体意识，他们没有意识到，这是与社会订立盟约的时机。事实上，医学行业从古至今都在承担着一种社会救助者的角色，无论是在历史上的传染病流行期间医生的救人行动，还是在今天的机制体制改革的时代，医师职业精神要求医学在社会各行业中应承担领导者的角色。在现代社会中，传统医德必须完成从狭隘的医学职业道德向医师职业精神的现代性转变，如此才能适应现代社会高度分工合作的社会需要，才能适应并应对市场经济对医疗行业的挑战。这些转变包括以下五个方面。

1. 从个体到医学或医师共同体的转变

医学首先必须完成从医生个体到行业自治的转变。在传统社会中，医生行医没有行业准入制度。这种低门槛的行业造成了医学职业的声望和社会地位不高，同时也难以形成医学职业共同体。他们难以形成一种团结的社会力量，从而在社会竞争和博弈中取得自己的优势地位。在现代社会中，传统的个体行医模式已经基本消失了，而是在某种组织里完成自己的职责，即他们不再被请到患者家中，而是在医院、科室、病房中完成治病救人的目的。在这种场所的转变中，医生群体和患者群体中并没有很好地适应。患者已经较好地应对不同的医院和不同的医生，但是由于诊疗规范还没有很好地完善，加上不同医院和医生对患者的诊疗水平还存在参差不齐的情况，这样不利于患者对医生、医学的信任，使得医学专业团体的权威性还没有很好地树立起来。

2. 从个体的道德自律到行业自治的转变

中国传统医德注重个人的道德修养，强调个体的道德自律和自觉，这与儒家伦理道德观有着深刻的联系。因为儒家关注的是个人的道德修养，并不追求建立严格的法律和规则。儒家思想还强调医生要慎独，即要求医生在无人监管的情况下依然能够按照道德规范的要求来行事。这是一种高度的道德自律论。现代医学职业开始逐步建立了行业自治制度。行业自治制度是与医学共同体的形成紧密相关的。目前，对比西方国家，我国医学职业的行业自治水平相对较低。医学职业群体还没有形成稳定的、有信誉的高度自治的共同体。医学职业在市场经济中面临着诚信危机，并导致医患关系恶化，这给医学职业的声望和社会认可带来极大的负面影响，因此，医学职业必须重塑自己的医学职业精神，提高职业道德水准，建立和谐信任的医患关系，只有这样才能真正实现医学职业的行业自治，才能保证医学职业在社会上得到普遍的认可和赞同。

3. 从道德到法律的转变

传统医德过于单纯地强调伦理道德的因素，表现为更倾向于通过自己的道德品格和道德修养来构建良好的医患关系。片面地对医生提出过高的要求，使医生在行医实践中往往很难做到。现代的医疗制度不再是单纯地强调医学职业道德，而是把医学法律当作治理医疗行业的规范性工具，要求医生们要合法地行医，即遵守现代医学法律。医学法律在现代社会非常重要，它以法律的精神来保障每个人的生命健康权利和患者的正当权利；它以法治的理念来管治整个医疗行业，

制约和规范医学从业者的职业行为。传统的医德必须完成从道德向法律的转换，这种转换以法律作为道德的最基本底线并具有强制约束力，从而保证正常的医疗活动得以合法地进行。

4. 从医学家长制到患者自主权的转变

传统医患关系模式是家长制或家长主义的。家长制是由家长做主并决定一切重大事务的家庭制度，它与父权制紧密相连。医学家长制是指由家长或家属代替患者做出医疗决定的制度，其目的是为了保护处于弱势地位的患者的利益。中国传统的医学家长制基本上不让患者参与医疗决策。伴随着医学法律的发展和完善，人们的权利观念和患者自主权意识逐渐觉醒，这是法律社会的显著特征和必然结果。虽然家长制的某些情况能够在行善原则（principle of beneficence）中得到道德上的辩护，但医学家长制模式难以保持它昔日的垄断地位。医学家长制被指责为侵犯了患者本人的偏好、选择权和决定权，强家长制（strong paternalism）行为往往会带有强迫、欺骗、撒谎和操纵的成分，这些严重地侵犯了患者本人的自主性和自主权，因此，传统的医学家长制在法律社会中必须逐步地、至少是部分地转换为尊重患者的自主权，尊重患者本人的意见、态度和决定。这是尊重自主性原则的要求，也是法律的要求。

5. 从个人健康到公共健康，再到社会责任的转变

随着医疗保障制度的完善，公共卫生服务、健康教育和环境卫生等问题逐渐被关注。医务人员也被要求从传统医德较为注重患者个人的健康问题，向公共健康和社会责任转变。于是，强调社会责任，成为了现代医师职业精神的重要使命。

五、小结

传统医德仅仅强调医生的道德品质，是一种典型的美德伦理思想，它依赖于医生的个体人格修养。它看似与职业精神、行业自治没有什么关系，但从另外一个角度说，关系又很大，因为一个人在一个环境中工作，会被外在制度和氛围所引导。如果某位医生工作在一个有公平的分配制度的医院，工作在没有二级科室核算政策压力下的科室，并且周围均是受过严格培训且胜任工作的同事，那么他的个人修养的提高是自然而然的事情。否则，如果处在工作环境恶劣的医院，不但医生的个人美德难以养成，而且个人也容易为个人修养的降低寻找借口，因此，医德是伦理学意义上的，它与非伦理意义上的医师职业精神构成是有巨大差别的。正因为如此，我们才说，现代社会中的医学从业人员应该完成从医德到医师职业精神的转变。

同时，我们还需要注意，我们不能既想享受医学进一步专业化发展带来的专业权威，又不想承担专业化带来的对自身的自律的要求和约束；我们不能既想行业自治，又想希望通过政府来做本来行业自身就能主导的事情；我们不能在尊重患者自主性的同时，在患者的决定明显失当的情况下不行使我们行业本身的自主性。

参考文献

[1] 陈明华. 试论儒佛道思想对孙思邈医学伦理思想的影响. 中国医学伦理学，2002，15（6）：61-62.
[2] 陈明华. 论中国传统医学伦理思想的现代价值. 中国医学伦理学，2007，20（5）：69-70.
[3] 涂丰恩. 择医与择病——明清医病间的权力、责任与信任. 中国社会历史评论，2010，11：167.
[4] 雷祥麟. 负责任的医生与有信仰的病人//李建民. 生命与医疗. 北京：中国大百科全书出版社，2005：477.
[5] 张华. 门槛与制约：清代医生的从业规则. 中国社会历史评论，2011，12：229-234.

［6］ Lazarus GS，Jakubowski AF. 美国人眼中 21 世纪的中国医学教育. 中华医学杂志，2001，81（15）：901 -903.

［7］ 张骞，甄橙. 民国时期医师职业精神追溯. 健康报，2012 - 12 - 21（6）.

［8］ 朴金花、孙福川. 医患双方视角下的医患信任关系研究. 中国医学伦理学，2013，26（6）：773.

［9］ Wynia MW. The short history and tenuous future of medical professionalism. Per Biol Med，2008，51（4）：565 - 578.

［10］ Post SG. Encyclopedia of Bioethics. 3rd ed. Macmillian：Macmillan Reference USA. 2003，1749 - 1750.

［11］ Project of the ABIM Foundation，ACP ASIM Foundation，and European Federation of Internal Medicine. Medical professionalism in the new millennium：a physician charter. Ann Inter Med，2002，136：243 - 246.

［12］ Latham SR. Medical professionalism：a parsonian view，the mount sinai. J Med，2002，69：363 - 369.

其他参阅文献

［1］ 徐天民，程之范，李传俊，等. 中西方医学伦理学比较研究. 北京：北京医科大学、中国协和医科大学联合出版社，1998：72 - 77.

［2］ 张大庆，程之范. 医乃仁术：中国医学职业伦理的基本原则. 医学与哲学，1999，20（6）：39 - 41.

［3］ Beauchamp T，Childress J. Principles of biomedical ethics. 5th ed. Oxford：Oxford University Press，2001.

［4］ 杜治政. 关于医学专业精神的几个问题. 医学与哲学：人文社会医学版，2007，28（3）：1 - 5.

美国医师如何看待医师职业精神：几项全国性调查的综述

胡林英

目前，医学界面临着技术、资本以及医疗管理等多种力量的影响，医师发现他们越来越难以承担对患者和社会所肩负的责任。医生总是将患者的利益放在自身经济利益之上的"黄金时代"（如果确实存在过的话）已经一去不复返了。在这一背景下，2002年，美国内科医学基金会、美国内科学会、美国内科医师学会和欧洲内科联合会共同发起和倡议，公开发表了《新千年的医师职业精神——医师宣言》（以下简称《医师宣言》），可谓是医学界试图重铸职业精神根本原则和道德理想的一种努力。到目前为止，包括美国、英国、法国、德国、加拿大等国在内，已有30多个国家和地区的130个国际医学组织认可和签署了该宣言。2005年，中国医师协会正式加入推行《医师宣言》的活动。

《医师宣言》明确地提出了医师职业精神的三项基本原则以及一系列明确的职业责任。基本原则包括：①将患者的利益放在首位的原则。这一原则是建立在为患者的利益服务的基础上。信任是医患关系的核心，而利他主义则是这种信任的基础。市场力量、社会压力以及管理的迫切需要都绝不能影响这一原则。②患者自主的原则。医师必须尊重患者的自主权。医师必须诚实地对待患者，并使患者在了解病情的基础上有权对将要接受的治疗做出决定。③社会公平原则。医学界必须在医疗卫生体系中促进公平，包括医疗卫生资源的公平分配。医师应该努力消除医疗卫生中的歧视，无论这种歧视是以民族、性别、社会经济条件、种族、宗教还是其他的社会分类为基础。此外，《医师宣言》还提出了一系列的职业责任，包括提高专业胜任能力的责任、对患者诚实的责任、为患者保密的责任、与患者保持适当关系的责任、提高医疗质量的责任、促进享有医疗的责任、对有限的资源进行公平分配的责任、提供可靠的科学知识的责任、通过解决利益冲突而维护信任的责任，以及对专业的发展负有的责任。

在所有文化和社会中，现代医学都面临着前所未有的挑战，重塑医师职业精神可能是现代医学中至关重要的部分。为了了解和促进《医师宣言》在不同的社会文化和政治、经济背景下得到更好的实现，有必要首先了解不同社会中医师对上述根本原则和基本职责的认知与态度。美国哈佛大学公共卫生学院、麻省总医院卫生政策研究所的E. G. Campbell博士和他的同事们，于2003年11月到2004年6月，对美国医师关于医师职业精神认知及行为进行了全国性的调查，研究结果发表在《内科年鉴》（*Annals of Internal Medicine*）。本文将对这项研究以及后续的几项研究进行介绍，试图提供一个关于美国医师职业精神的完整图画。

一、医师职业精神：对于医生的全国性调查结果

这些调查的主要目的在于了解美国医师对《医师宣言》中的医师职业精神的理解和态度、他们在日常工作中在多大程度上遵守这样的规则，以及影响他们执业行为的因素，因此，这一调查

胡林英，北京大学医学人文研究院

通过设计调查问卷，主要了解以下两个方面的问题：①美国医师是否以及在多大程度上认同《医师宣言》所提出的基本原则和职业责任；②他们的执业行为是否以及在多大程度上遵循了这些原则和责任要求。

调查样本选自 2003 年的美国医学会数据库，包括 3 个基本的医疗科室（普通内科、家庭医生和儿科）以及三个非基本的科室（心脏病科、麻醉科和普通外科）的医生，排除了骨科医师、所有的住院医师，以及联邦政府直属医院的医师。从 271 148 名医师中，随机选取了 3504 名平均分布在前述 6 个科室的医师。在 3504 份样本中，337 名研究对象由于去世、在国外、从事此项调查科室之外的工作、离职或不再提供医疗服务而被列为不合格对象。合格的样本率为 90.3%。在剩下的 3167 份样本中，1662 名医师完成了问卷，回馈率达 52%，权重回馈率是 58%（心脏病科为43%，麻醉科为 57%，家庭医师为 55%，外科为 54%，普通内科为 52%，普通儿科为 64%）[1]。

研究者对搜集到的数据进行多变量分析，主要对相关行为的影响因子进行了分析，如促进医疗质量和医疗公平、保持专业竞争、处理利益冲突以及自律。该研究得出了系统的调查结果，主要包括两部分：

1. 医师对职业责任的态度

调查显示，90% 以上的医师对于《医师宣言》阐述的职业责任都表示强烈认同。仅在定期重新认证问题上，同意率略有下降，为 80%（表 1）。

表 1　对于职业精神的态度

主要问题	同意率（95% CI，%）
有限医疗资源的公平分配	
医生应该最小化因为种族或性别而产生的不公	98（97.0～98.5）
增加科学知识	
医生应该鼓励患者参与医疗实践	83（78.8～87.2）
对患者诚实	
医生应该向患者和（或）监护人坦白所有的重大医疗差错	85（80.9～88.5）
促进医疗公平	
医生应该提供必要的医疗，而不考虑患者的支付能力	93（90.4～95.6）
医生应该提倡保障全美公民拥有健康保险的立法	86（80.1～91.9）
提高医疗质量	
医生应该参与由同行提供的医疗质量评议	93（91.4～95.6）
医生应该为提高医疗质量而主动工作	98（96.8～98.2）
与患者保持恰当的关系	
评估成人患者和医生之间的性别关系的恰当度	91（88.1～93.0）
保持专业胜任能力	
医生在其职业生涯中应该定期进行再认证考试	77（63.4～90.0）
医生在处理利益冲突中应该与患者保持相互信任	
医生应该将患者的利益置于自身经济利益之上	96（95.0～96.9）
承担职业责任，包括自律	
医生应该向医院、诊所或其他相关权威机构报告所有有严重偏差或不合格的医生	96（94.8～96.5）
医生应该向医院、诊所或其他相关权威机构报告他们观察到的所有严重医疗差错	93（90.4～95.4）

2. 对自我报告的执业行为的调查

美国医师在实际执业过程中，是否或在多大程度上遵守了上述的职业责任呢？该调查发现，实际行为和职业准则的符合程度随着具体准则的变化而变化。其中有一些非常有趣的发现，这些结果对于我国的相关研究也是非常有意义的。

（1）医师在"对患者诚实"这一点上，遵从程度比较高。不到1％的医师称他们曾告诉患者一些不属实的信息，只有3％的人报告他们向患者或家属隐瞒了他们本应该知道的信息，11％的人报告他们泄露了患者的隐私。

（2）关于促进医疗公平，74％的医师报告在过去的3年里，他们在医疗水平低的部门提供过免费医疗，69％的人说他们接收过享受医疗补助的贫穷伤残患者或没有医保的患者。

（3）关于保持专业胜任能力，88％的医师都能积极学习新的临床知识，1/3的医师在过去3年里参与过同行评议。

（4）关于提升医疗质量，85％的医师能够积极参与提高医疗质量的活动。在过去的3年里，56％的人为提高医疗质量而评议过同事的医疗记录，53％的人参与过减少医疗差错的活动。

（5）关于行业自治，45％的医师确实知道他所工作的团队或临床上有不合格的医生，但并不总能检举出来。46％的医师确切知道有严重医疗差错发生，但并不总能向有关权威机构报告。

（6）关于医疗资源的公平分配，36％的医师会满足患者的要求而进行不必要的磁共振检查，15％的医师在其工作的实践中、诊所、医院或其他机构中发现了因为种族或性别而潜在的不公正。

此外，该研究还对数据进行了多变量分析。分析表明，遵守职业责任行为跟科室相关，例如，心脏病科、普通外科和麻醉科医师更倾向于保持专业胜任能力。虽然心脏病科医师接受医疗补助或没有医保的患者较家庭医生少，但是在医疗资源匮乏的地方，他们比家庭医生更可能提供免费医疗。心脏病科、麻醉科和普通外科接收没有医保的患者可能性更大（以促进医疗公平）。家庭医生和儿科医生参与减少医疗差错活动的可能性最小。

医师的薪酬机制还跟上述几种行为相关。例如，在按照就诊患者数量多少付酬的医疗机构中，医师在过去的3年里参与专业胜任能力评估的可能性最大，而拿工资的医师参与评估的可能性最小。同时，在实行多劳多得机制的医院里工作的医师最不愿意接受贫穷或没有医保的患者。

3. 结论

这项研究是第一次对全美医师关于医师职业精神态度和行为的调查，其中的一些发现对人们了解美国医师职业精神现状有着重要价值。

首先，美国医师在态度和行为上是认同并普遍支持《医师宣言》所倡导的基本原则和职业责任的，这也说明《医师宣言》和医师的执业实践密切相关，有重要的指导意义。

其次，虽然医师的自述行为并不能充分反映他们的行为现状，但是，根据所选择的指标分析来看，医师的行为并不是一贯地遵守职业精神的准则和要求。医师的态度和实际行为在"对患者诚实"和"保护患者隐私"等方面是一致的。而在其他方面，医生的态度和行为存在着反差，尤其是在行业自治方面。一个反差在于，尽管有90％的医师认同行业自治和内部监管，但是近一半的医师不向相关部门报告他们知道的不合格的医生。而在处理经济利益的问题上，大多数医生会向患者推荐与自己有经济利益的检查设备。另一个反差在于促进医疗资源的公正分配方面。当患者强烈要求某项不必要的检查时，36％的医师会满足患者的要求，尽管他们知道这样的检查是不必要的，因此，就潜在地浪费了医疗资源。

该调查对促进美国医师职业精神有着重要的指导意义。研究结果展示了美国医师对医师职业精神的态度和行为遵守程度，以及与行为相关的因素等，这也为医院、医学专业团体对医生行为的管理提供了一定的参考。关于如何促进医师职业精神，未来的研究应该改变具体的方向，更加专注对专科科室和支付方式等因素对医师职业精神的影响。

二、几项后续研究

上述调查研究获得了丰富的数据资料。在此基础上，E. G. Campbell 及其同事进行了一系列的后续研究，这些研究利用医师职业精神全国性调查获得的数据，对其中的某一个问题进行深入探讨，如医生和医药企业的关系，以及医生对与患者建立个人关系的态度等。

1. 一项关于医师和医药企业之间关系的全国性调查

近年来，医师和医药企业之间的关系已经得到极大关注。这项研究的目的在于调查医师和医药企业之间的经济联系。

这一研究采用了上述研究搜集到的数据，集中对医师和医药企业之间的经济联系问题进行了数据分析。研究结果表明，高达 94％的医师自述和医药企业存在各种形式的联系，大多数的关系都涉及在工作场所收受食物（83％）或者药品样本（78％）。35％的被访者曾经因参加专业会议或继续医学教育而得到医药企业支付的费用；28％的医师因向医药企业提供咨询、演讲，或为临床试验招募患者而得到相应的报酬。其中，心脏病科医师比家庭医师接受这种报酬的比率高出 2 倍，但家庭医生比其他任何专科医生都更频繁地接见医药代表。那些在个体诊所、两人合伙或者小群体合伙的诊所执业的医生，比在大型综合医院或诊所工作的医生更频繁地接见医药代表[2]。

这项调查的结果非常明显地揭示，医生和医药代表之间的关系是非常密切而普遍存在的。而且，这种关系因专科、执业场所以及专业活动的不同而不同。

2. 关于医师对与患者人际关系的态度的调查

与患者保持适当的关系是医师职业精神的职业责任，这项研究旨在调查医师对这一问题的态度，以及执业行为中的相关因素。

调查问卷列出了医生与患者的不同关系类别，如社会关系、商业关系和两性关系，要求受访者按照"绝对不是、极少可能是、有些时候是、经常是、总是"等进行排序选择，然后对受访者的反馈进行统计分析。分析结果显示，91％的医师认同医生和患者之间的关系是社会关系，65％的医师认同商业关系，9％认同是两性关系。研究还显示，支持敏感关系的医师更可能反对将患者的利益置于医师的经济利益之上的原则，更不愿意向贫穷患者提供服务、报告医疗差错以及参加同行评议。该研究表明，医师如何看待和患者之间的个人关系，实际上与他们的职业角色产生的冲突是一致的。医生和患者之间的人际关系越放任，医师对其他专业准则的认同和支持率就越低[3]。

三、启示与借鉴

自 2004 年以来，美国同行 E. G. Campbell 等主持的一系列关于医师职业精神问题的调查大体勾勒出了美国医师对医师职业精神的基本原则和职责的认知、态度和行为，以及其影响因素。对这些研究进行回顾性的综述研究，对我国的医德教育可能有以下借鉴和启示价值。

1. 医德包括哪些内容？怎样做才是一个好医生？

中华人民共和国卫生部在1988年颁布了《医务人员医德规范及实施办法》，主要包括救死扶伤、实行人道主义、尊重患者的人格与权利、文明礼貌服务、廉洁奉公、为患者保守医疗秘密、团结协作以及严谨求实等基本规范。多年来我国医学伦理学的教育大都致力于以上价值观念的输入，期望能够提升医师个体职业道德素养。但是，和《医师宣言》对医师职业精神的基本原则和职业职责的解释相比，我国关于上述价值观念和道德规范的进一步诠释并不清晰，不同文献对其的理解也不一致。比如，尊重患者的人格与权利，那么，患者的人格是指什么？患者拥有哪些权利？而且，"尊重"也是一个比较含混的概念，何为尊重？怎样才算尊重患者？这些问题都没有得到清晰的界定。所以，2010—2011年我们主持了一项关于中国医师对医师职业精神的认知与态度的全国性调查。调查结果表明，超过85%的医师都强烈认同或认同诸如尊重患者、无私奉献、保护患者隐私等价值观念，但是，在知情同意、将患者的利益置于医生自身经济利益之上、如实告知患者医疗差错等具体实践问题上，认同的比率则大大降低。可见，对医师职业道德原则清晰无误的解读以及可操作性的规范是提升医师职业精神的首要条件。

2. 如何评估或评价医德？

这个问题和回答"美德是可以教的吗？"一样困难。我国的卫生管理部门要求医院建立医德考核与评价制度，制定医德考核标准及考核办法，建立医德考核档案等。但实际上，医德是难以建立客观的考核和评价标准的。当我们说一位医生的医德比另一位医生的医德好的时候，我们并不完全清楚"好"是什么意思。E. G. Campbell 等人的一系列研究表明了这个问题的复杂性。"德"不仅包括道德主体对道德原则和规范的认知、理解和态度，更体现为行为选择。前者为"道德知识"，后者为"道德行为"。研究表明，道德知识和道德行为往往存在一定的偏差。道德知识的评价可以包括医师对道德基本原则和职业准则的理解和认同程度，而道德行为的评价则更为复杂。

3. 和理论研究相比，我国的医师职业精神更亟须实证调查

中国医师到底是如何理解医师职业精神基本原则和职责的？认同度和态度如何？有哪些主要因素影响着他们的认知和态度？中国医师是如何处理与患者以及医药代表之间的关系的？他们会将医疗差错如实告知患者吗？他们会如实充分地将病情告知患者并尊重患者的自主决定，而不是为了自我保护，无视患者的最大利益，一味遵照患者家属的决定吗？当面对一个有保险的患者时，医师有多大可能为这位患者开具一项并不是必需的昂贵的检查项目呢？中国医师总是同意为患者提供最适当的医疗服务，而不管他们是否支付得起吗？并且，影响他们上述态度和行为的因素都有哪些？对这些问题的回答对于我国职业精神的发展至关重要。这种实证研究的路向将一反医学伦理学的传统做法——即为医师提供既定的道德规范，进行道德说教，相反，它可以真实地呈现我国医师医师职业精神的现状，发现具体的问题，并为相关政策决策提供坚实的基础。

参考文献

[1] Campbell EG, Regan S, Russell L, et al. Professionalism in medicine: results of a national survey of physicians. Ann Intern Med, 2007, 147 (11): 795-802.

[2] Campbell EG, Gruen RL, Mountford J, et al. A national survey of physician-industry relationships, results of a national survey. N Engl J Med, 2007, 356 (17): 1742-1750.

[3] Regan S, Ferris TG, Campbell EG. Physician attitudes toward personal relationships with patients. Med Care, 2010, 48 (6): 547-552.

医患关系的本质：医学的专业视角及其伦理意蕴

许志伟

一、专业的特征

在现代西方发达国家中，医护人员通常被认为是专业工作者，因此，理解"专业精神"这一现代概念的起源，对于领会其伦理意蕴是重要的，尤其使人明白，作为医患关系（physician-patient-relationship，PPR）的其中一方，医护专业人员应有的态度、行为、道德责任和社会对他们的期望和要求等。美国学者 T. O. David 把"专业"定义为"一个由于拥有特殊的专门知识而成为'自成一家'的职业群体"[1]。专业之所以出现，是因为现代社会需要专业人员的服务以提高和保护那些社会所珍视的价值，如人们的健康、财产、安全等，因此，社会力图为那些立志成为专业人员的人提供必要的资源，让他们花上几年的时间接受专业教育与训练，以获得并且最终实践专业知识和技能。这些专业人员逐渐成为各种不同的专业团体。作为一个专家的团体，专业人员在他们专业知识的运用上拥有垄断地位，并且他们享有自我管治的权力，包括鉴定专业技术合格的标准、考试和发放许可；而且他们在专业实践的实际操作中还享有广泛的自主权，包括决定客户在专业上的特定需要、什么样的专业行动才能满足这些需要，以及采取的行动有什么样的结果才能算是符合专业的水平并满足客户的需要，这一切都由专业团体本身自主地做出判断。同样，专家们在经济和制度的安排上也享有相当大的自主权，这些安排是与他们的专业实践相关联的。以医学专业界为例，他们对社会的保险计划、医院的规模和数目以及医学设施的类型和质量都有相当大的影响与决定权。

二、医学专业人员的责任

社会既然促使了医学专业的形成，而且为了社会的健康福利，不断地支持医学专业持续存在，并为社会提供服务，所以，一个医学专业内的成员对他所服务的人和整个社会自然地负有责任。医学专业团体承担社会责任是通过两个途径而达到的：其一，要求所有新的成员公开表示愿意接受并实践该专业在传统上已承担的一系列的义务与责任；其二，愿意承担社会为了适应时刻变化的需要和期望而提出的新的责任与义务。总体上说，这些同时适用于个体医学专业人员和整个医学专业团体的道德责任，构成了所谓的"医学专业道德"。这些道德责任的内涵是多方面的，包括对社会健康福利的承担、用以评估个别医学专业人员能力的标准、医学专业人员与同行之间的关系的规则等。而在个体医学专业人员对那些向其寻求专业帮助的患者所应负的责任中，有三种责任显得格外重要，即：①维护医学专业的核心价值；②确保医学专业人员与患者之间的关

许志伟，香港大学医学院伦理学教授，生命伦理学研究中心主任，加拿大维真学院教授

系；③无私地为患者争取最大利益[1]。本文仅针对第一和第三点展开讨论，第二点与医患关系有关的论述将在另文分析。

三、医学专业的核心价值

因为一种专业代表了某个特殊领域的特别的专业知识，人们为了特定的目的向专业人员寻求帮助，那么"客户"特定的福利就变成了这个专业的核心价值。专业人员就有责任对这些价值做出更多的承担。一方面，医学专业的核心价值与人们的健康是相关联的，这一专业作为一个团体就是要承担保护公众健康价值的责任。例如，医学专业有责任密切关注那些社会中有可能危害公众健康价值的社会和政治发展，这可能包括政府不充足的保健基金、歧视特定社会阶层的资源分配、医学领域里商业主义和消费主义的渗透等。另一方面，作为个体医学专业人员，他只能通过为某一特定的患者或一小群患者服务来实践医学专业的核心价值，因此，对一个医学专业人员来说，那些向他寻求医学服务的患者才是他体现医学专业核心价值的主要对象。捍卫和增进这些患者的健康，是医学专业人员服务的专业目的。这一点是非常重要的，因为即使在某些情况下，一个医学专业人员对其所工作的机构中的所有患者或对整体的公众负有责任，但作为一个医学专业人员个体，他的基本专业责任只是直接针对那些向他寻求服务并且在他们之间已经建立了医患关系的患者。把专业责任的焦点狭窄地放在一个或一部分患者身上，对一个医学专业人员能否达到医学专业的目的，以及能否为患者带来一定的益处，都有直接和重要的影响。这同时也解释了为什么我们坚持认为医患关系是医学专业的核心的原因，因为它是医学专业最基本的"单元"或"建筑砖块"。可以说，它是医学的基石。任何社会或政治的因素或经济发展趋势，若是对医患关系构成任何的危害，我们将断言，这种因素将直接威胁到整个医学专业。可以说，医患关系与医学专业是生死与共的。

四、为患者最大利益服务的专业标准

社会上各种不同的专业都一致地要求其成员必须承担为客户争取最大利益的责任，而且在有必要的时候，为了达到这一目标需要做出一定的牺牲，这是现代专业精神概念中的重要成分。但由于缺乏一个普遍标准来确定到底是什么构成了"客户的最大利益"，不同的专业对这一责任的评价和执行都采用了不同的标准，因此，这个专业责任就显得有相当大的弹性了。在道德责任上一直对其成员有严格要求的医学专业，其实对其专业责任也有不同的诠释。被称为"最低要求派"的人认为，患者的利益仅是医学专业人员在众多需要关注的重要事务中的一种；而"最高要求派"的人则认为必须把患者的利益放在第一位，患者的利益甚至超过医学专业人员自身或家庭的利益。一位在其著作中具有鲜明"最高要求派"立场的美国医学伦理学家 E. Pellegrino 论证说，医学专业至少有三个特殊的特征使它有能力"强制地要求医生必须有抹消私利的责任，并因此与商业或大多数其他职业区别开来。"[2] E. Pellegrino 认为的这三个特征是：①疾病的本质，以及一个完全依赖他人的、脆弱的、容易被他人侵犯的患者，构成了这样一种道德要求；②医学专业人员作为一个"集体契约"中的一成员，受社会委托而拥有专业知识和技能，目的就是为患者谋取利益；③医学专业人员曾公开地向社会承诺负起维护患者利益的责任。这些原因反映了 E. Pellegrino 关于医师职业精神和信托原则的观点，而且从广义上说，它们与本文所表达的观点是相一致的。然而，E. Pellegrino 在文中并没有详细说明医学专业人员必须抹消自己多少利益才

称得上完全履行了这种义务。在实践中，大多数西方国家采取的是比较温和的政策，它们并不认为为了患者的利益，医学专业人员就有义务，无论在任何情况下都必须做出最大可能的牺牲。但是这些西方国家同时也认为医学专业人员为了患者承担一定的风险是必要的，例如在给传染病患者治疗的过程中承担被传染的危险。一般而言，西方国家中大多数的医学专业人员也接受了这个社会责任。

五、作为专业忠诚标准的患者利益优先性

为了恪守把客户利益放在首位这种专业义务，医学专业人员早就认识到有必要建立忠于患者的利益这样的专业标准。忠于患者的利益除了包括提供符合医学标准的照顾、增进患者的福利、认真对比向患者推荐的治疗方案的益处和危害、尊重患者的道德价值等之外，医学伦理学家 T. L. Beauchamp 和 J. F. Childress 认为医学专业人员的忠诚尤其应该包括：①把患者的利益放在优先于其他人利益的地位；②抹消与患者的利益相冲突的私利。然而，这两位作者同时又做出了令人感到意外与不解的结论："当然，实际上，忠诚从来就没有这么纯真，例如，照顾传染病患者的这种忠诚，人们通常认为是一种值得赞扬的美德，而不是义务所要求的"。[3] 然而，作者们并没有解释如何区分美德性的忠诚和义务性的忠诚，以及什么时候运用其中的一个而不运用另一个。

人们一般都会认为，不同的信赖关系要求不同程度的忠诚。例如，丈夫与妻子之间就要求盟约式的忠诚、代理人与委托人之间就要求信托式的忠诚、共同投资的商业伙伴之间就要求契约式的忠诚。但是正如一个学者所论证的，即使人们把医患关系看成是一个契约，即上面三种关系中要求最低的一种，其中也存在一个信任，就是相信医学专业人员始终会履行把患者的健康当成最重要的价值的承诺。"个体（指医学专业人员）在道德上有义务去恪守承诺，是因为他（她）有目的地建立了一个传统，此传统的功能就是提供一个道德基础，让他人有权利去期待个体履行他（她）的承诺。背信弃义就是对信任的亵渎……"[4] 换句话说，医学专业人员有目的地地邀请患者信任他们，不能违背这一信任就成为一种专业责任。另一位美国法律学者 B. Furrow 论证说，这些责任是"建立在对医师职业精神的定义和医学专业人员们的形象和协议所产生的具体期望之上的。"作者认为，即使没有特定的先前的协议，仅凭人们对医学专业人员拥有忠诚的期望，医学专业人员就应有责任把那些处于危险境况中的患者从痛苦中"拯救"出来。这位作者确实对医学专业有着很高的期盼与评价，但是西方许多自由主义的评论家，包括一部分医学专业人员，对把专业上的义务视为一种积极性的责任提出强烈的反对[5]。

六、为患者的最大利益服务：是利他主义还是有利原则

最近在美国医学专业团体中有一个日渐流行的趋势，就是把医学看成是一个利他主义的专业。这具有非常重要的含义，因为这意味着为患者的最大利益服务，并不必然就是道德责任或专业义务，而仅仅是医学专业人员利他主义善良意志的一种个人表达。在最近的一项研究当中，B. Gerbert 以及其他的同僚强调了"忠诚"这一专业责任的重要作用。他们报告说，在被调查的 1121 名医生当中，有 68％的人表明他们是因为感到有责任去治疗艾滋病患者，而不是因为出于爱心或慈悲[6]。这意味着在这一群治疗艾滋病患者的医生当中，大部分都是出于专业忠诚的责任或者生命伦理学上的有利原则，即为了他人的利益去行动的责任，而不是一种利他主义感[7-8]。

美国医学会为了让其成员明白这一方面的专业行为的标准和期盼，早在 1847 年就制定了《伦理学第一法典》(*the First Code of Ethics*)，并在 1903 年、1912 年、1947 年和 1955 年做了修正。该法典明文规定"医生必须勇于面对危险，甚至在牺牲自己生命的危险处境中，也要为了减轻患者的痛苦而勇敢战斗，这是医生不可推卸的责任。"这一伦理规范清楚地表明美国医学会的成员，即使在有可能会危害到自身的利益（包括健康甚至生命）的情况下，仍有责任坚持照顾患者的专业标准。有一个学者把这一伦理规范演绎为美国医学会将"其成员承担牺牲健康和生命的风险"看成是实现专业责任的一部分[9]。1987 年，英国医学总会（General Medical Council in Great Britain）也为了针对医生拒绝为艾滋病患者提供医学的情况，发布了一个类似的声明："……一个已经注册开业的医生，因为患者的某种疾病有可能危害到自己的个人安全，而拒绝为遭受疾病折磨的患者进行治疗，是非常不道德的。"[8]因此，当美国内科医学理事会（American Board of Internal Medicine）宣称"维护患者的最大利益而不是维护私利"才是医学专业的行为准则无疑是正确的。但当理事会同时宣称说"利他主义是医疗专业精神的本质"[9]，这就有相当大的误导性，因为尽管有利原则和利他主义涉及的都是为他人而不是为自己谋利，但是前者是医学专业人员应当履行的义务，而后者仅仅只是一种可为可不为的选择。医学专业人员如果是由于利他主义而把患者的利益和福利放在自己的利益之上，那只是意味着他是一个富有同情心的人，并且想超越义务的要求而做得更多一些，但这样的行为严格说来是可以自由选择的并且是额外的。这同时也意味着，对于处于相同环境下的另外一位医学专业人员或环境相同但所在时机不一样的同一位医学专业人员，我们都不能要求他同样富于同情心，也不能要求他有同样的行为。但是正如我们前面已经谈到的，社会创立医学专业的目的就是要保护和增进人们的健康，为患者的最大利益服务正是其存在的核心目的和理由。如果把它看成一个可随意选择的行为，就存在着把医学专业看成可有可无的服务，并且也超越了一般医学专业人员拥有的自愿捐助的能力。恰恰相反，由于社会授予了医学专业所有的特权，医学专业人员就被要求按照增进患者最大利益的方式来行事，即使这样做有可能损害到自身的利益。这仅能被理解成是一种专业义务责任而不是一种个人选择。

七、医师职业精神和利益冲突

最近在许多西方国家，尤其在美国，医师职业精神遭到了严峻的挑战。这主要是因为医学专业在多方面没有履行其自身的道德责任，即把患者的利益放在优先于包括医学专业人员的利益在内的一切其他人的利益的地位。美国在这方面的失败有许多例子，其中最主要且广为讨论的两个问题就是：①医学专业人员自行拥有医疗服务设施；②接受"健康管理组织"的金钱奖励制度。详细地讨论这些问题已经超出了本文的范围，但是显而易见的是，正是因为这些例子才构成了破坏医师职业精神的条件。医生拥有医疗服务设施，为了增加财务上的收益，他们会过度地使用一些服务设施。另一方面，从健康管理组织那里接受与健康管理组织营利挂钩的金钱奖励，令医生为了增加年终分红，不惜省掉或延迟一些患者需要的医疗服务。这两种行为都构成医生和患者之间潜在的利益冲突，并且直接破坏了把患者的利益放在首位的职业责任[10]。尽管健康管理组织在中国和东南亚等地还并不普遍，但医疗资源短缺的情况却与世界其他地区同样紧迫，因此，在未来中国采取类同的保健制度是完全有可能的。同样，虽然在中国医生拥有医疗器材与服务设施还未像在美国那样普遍，但中国医学专业人员的企业家精神却不比美国医生低。利用自由市场意识形态从而把医学变成个人企业的机会非常诱人，有的人甚至不惜以损害医学专业人员的专业精神为代价。这是我们应该关注和预防的。

八、在中国文化背景下的医师职业精神

近两百年来中国一直在遭受着现代化力量的冲击。西方医学被采纳为一种主要的、但不是唯一的医疗形式。那么西方医学的专业精神及其伦理规则和医患关系的结构是如何顺利地应用到中国的医学实践中来的呢？从某种程度上说，西方医学发展成一种专业是深深植根于伦理的，因此，只要中国社会决定采用西方的医学实践，毫无疑问也必须采用同样的道德标准。专业核心价值的标准、医生与患者的关系结构和把患者的利益放在首位的原则在中国和西方国家都同样应当适用，因此，在中国，相关的专业团体也已经建立，专业标准也为人所熟知。1988 年 12 月 15日，中华人民共和国卫生部颁布了《医务人员医德规范及实施办法》，声明为了"提高医务人员的职业道德素质"，必须建立一系列道德规范。[11] 应当注意的是，这一政府文件把"医德"称为一种"职业道德"，这表明了中国的政府官员已经意识到医学作为一种专业是为一系列的道德规范所约束的。尽管该文件并没有明确地规定要把患者的利益放在首要地位，但是它按照人与人之间的关系来定义医德，并且把医生与患者的关系放在首位，其次才是医生与社会、医生与医生之间的关系，这对个人利益始终服从社会集体利益的社会主义国家来说，这种排序是相当有意义的。它间接地表明了，即使在社会主义国家中，医学专业的核心价值也应当定位在个体患者身上。另外，中华医学会于 1988 年 10 月 17 日发布了《中华医学会医学伦理学会宣言》，其中包括几条关于卫生改革的指导方针。其中有一项指出："医患利益统一、患者利益居先。"[11] 因此，我们可以总结说，其实，医师职业精神及其道德意蕴早已为中国社会和医务人员所接受了。

我们也没有确切的证据表明，那些西方医学专业所信奉与维护的伦理观念，会成为我们中国人实践西方医学不可逾越的障碍。相反，许多植根于传统中国医学并为其实践者所信奉的道德观念对我们来说恰恰是丰富的文化资源，这些资源为我们中国人实践西方医学并达到其道德要求创造了诸多便利条件。在中国文化中，道德与医学在传统上就有一种特殊的关联。其中部分原因是，在古代，几乎所有的学者都是接受儒家学说的熏陶，也就是要学习孔子关于人们社会生活各个层面的道德教导——修身、齐家、治国、平天下。这些学者如果要想成为人民的公仆并帮助帝王"治理"国家的话，他们首先被要求通过一系列的关于儒家经典的考试。然而，在中国士大夫当中流传着一句传统的谚语："不为良相，便为良医。"实际上，医学一直是儒家学习的课程之一，大多数儒家学者不仅要接受儒家学问的熏陶，而且也要接受医术的学习。最重要的是，在中国文化传统中人们认为"医乃仁术"，主要表达的是一种真诚和同情的态度，指尊重他人并以仁爱之心帮助病痛之人，因此，被认为是中国医学领域最早医书的《黄帝内经》指出"精光之道，大圣之业……"另一部医学经典是明代名医龚廷贤（1522—1619）所著的《万病回春》，其中写道："医家十要，一存仁心，二通儒道……"只有当这"仁心"与"儒道"结合起来时，医生方可"视人之病犹己病"，并且才能做到"大公无我"。我们可以大胆地说，在中国医学传统中，对患者利益的高度关注一直是关于医学之道德规范的一部分，因此，当代的中国医学专业人员更有实现患者最高利益的专业责任的空间。

参考文献

[1] David TO. Profession and professional ethics//Reich WT. Encyclopedia of bioethics. New York: Simon & Schuster Macmillan, 1995, 2103 - 2112.

[2] Edmund DP. Altruism, self-interest, and medical ethics. JAMA, 1987, 258 (14): 1939.

［3］ Beauchamp TL，Childress JF. Principles of biomedical ethics. New York：Oxford University Press，1994：429.

［4］ Alexander CM. Containing health care cost：ethical and legal implications of changes in the methods of paying physicians. C Wes Res L Rev，1986，36：737.

［5］ Furrow BR. Forcing rescue：the landscape of health care provider obligations to treat patients. J Law-Med，1993，3：31－87.

［6］ Gerbert B，Bryan TM，Eecker TB，et al. Primary care physicians and AIDS. JAMA，1991，266（20）：2839.

［7］ Friedlander WJ. On the obligation of physicians to treat AIDS：is their a historical basis? Rev of Infect Dis，1990，12（2）：194.

［8］ News. The doctor's duty toward AIDS patients. Lancet，1987，（1）：274.

［9］ Glannon W，Ross LF，Are doctors altruistic? J of Med Ethics，2002，28（2）：68.

［10］ Council on Ethical and Judicial Affairs，American Medical Association. Conflict of interest：physician ownership of medical facilities. JAMA，1992，267（17）：2366－2369.

［11］ 杜治政，许志伟. 医学伦理学辞典. 郑州：郑州大学出版社，2003.634，636.

本文原载于《医学与哲学》，2005，26（2）：5－8.

医师职业精神和医患关系

Wendy Levinson

职业精神的概念和内涵是随时代的变化而与时俱进的。本文拟从职业精神如何影响医患关系的角度来看医生与患者之间的相互影响。

一、知情决策

在如何做决策方面，一直存在着两种理念：一是家长主义作风的决策方式，二是告知患者之后的决策制定。家长主义的作风表现出权威层级的、医生拥有知识和医生拥有权威等特点。告知患者信息后再做决策的特点是：这是双方共同参与的合作过程，信息被共同分享，而且患者也拥有权威。

C. H. Braddock 等人曾在"门诊患者知情决策的做出"一文中介绍了作者们的研究结果，此研究设计是通过录音的方式，对 1993 年来在社区保健医生和专科（外科）医生处做常规医疗的患者的知情决策（informed decision making，IDM）的性质和完整性进行的调查。该调查一共对 59 个基本保健医生（内科和家庭医生）和 65 个外科（普通外科和整形外科）录制了 1057 个对话，共涉及 3552 个临床决策，只有 9% 的决策符合我们认为的知情同意决策的标准。此文展现的是 20 世纪 90 年代的观念和做法，那时许多临床医生都被号召要关注和强调患者在临床决策中的角色和地位，但当时人们又很少知道，尤其是在常规的医疗活动中，如何培养和教育患者使之参与决策[1]。

关于知情决策，这里从提供信息和培养患者的参与决策两个方面分析（表 1）。

我们的结论是：外科医生在给出关于决策信息的问题上执行得较好，在讨论可能的预期和结果方面还有很大的发展和改进的空间，在征求患者偏好和意见方面明显低于普遍的共识，因此，总的来说在理想的知情决策和真正的现实之间仍存在较大的差距。

表 1　知情决策的要素频度

提供的信息	频度（%）
讨论决策的性质	80
描述其他治疗方案	48
讨论预期与结果	35
讨论治疗结果的不确定性	34
评估患者的理解程度	6
培养患者的参与程度	
讨论患者在决策中的角色	9
探究患者生命健康的综合情况	46
探究患者的喜好和意见	40

Wendy Levinson，加拿大多伦多大学医学系

二、告知实情

在现实中，在医疗照护的过程中出现医疗错误的比率很高，但我们是否应该把这些实情告诉患者？或者应该告诉患者哪些方面的内容？这是临床中经常存在的困惑。

客观地说，向患者揭露医疗错误有如下的益处：进一步促进患者决策的制定，提高其满意度；可能提高医护质量；促进医务人员对医院规范的遵守和降低诉讼发生的可能性。

基于患者经常不被告知医疗错误的现实，我们很难知道发生医疗错误的外部环境对医生向患者告知错误的态度和经验的影响。到底医生应该告诉患者什么？我们做了一个邮件调查（表2)[2]，分别向有不同医疗差错环境的地区（美国的华盛顿和密苏里州及加拿大）发了 2637 封信件，回信反馈率为 62.9％。调查结果显示，无论是乡村医生还是专科医生，在医疗差错告知态度和经验方面是相似的，64％的医生认为医疗差错是严重的问题，50％不认为医疗差错是由于系统体制不良造成的，98％支持向患者公布医疗差错，78％支持告知小差错，74％认为告知严重的差错是很困难的事情，58％曾经把严重的差错告知过患者，85％对自己告知的行为很满意，66％同意告知严重的差错减轻了医疗过失的风险。反馈者认为患者进行法律诉讼的可能性与医师是否告知差错没有关系，也有人相信告知错误可能使患者减少起诉。

此研究的结论是：尽管存在不同的医疗过失的外部环境，美国和加拿大医生对医疗错误的告知的态度和经验是相似的，也揭示了医务人员对向患者告知医疗措施的复杂的感受，但医学职业精神应该关注在医疗圈子内那些影响医学透明度的障碍所在。

表 2　医生应该告诉什么

临床情况	告知事情的可能性（％）	提及错误（％）
胰岛素过量	69	74
高血钾*	39	40
残留纱布	97	17
胆管伤害	66	21

　* 表示不明显的错误。

总的来看，无论错误多么严重，一些医生还是不会披露出来；但可能的趋势是，披露错误的行为在未来会有所增加。

三、利益冲突

这里将涉及两个问题，应该怎样告知患者医生的报酬被支付的方式，以及什么是影响医患信任的因素？这个问题的背景是对利益冲突问题的考虑，已经导致人们号召医生应向患者披露医生的经济引诱方面的情况。只是这方面的资料很少，尚不足以为制定政策提供足够的指导。表3展示的是一个基本的调查结果[3]。

以上数据是对在波士顿和洛杉矶 2 个医学专科多中心的 8000 名成人患者进行随机试验的结果。患者所在的诊所的办公室主任把披露此医生的报酬被支付方式的信件寄给患者，此患者在 3

个月之后接受了调查。此调查的结论是：来自医生团体的披露医生报酬被支付方式的信件，使患者对医生薪酬的了解增加了。患者对医生的信任并没有受到损害，相反他们对医生和医生团体的信任和忠诚却增强了。从医生团体角度来看，向患者披露薪酬应该被认为是一种有效的促进医患关系的方式。

表3　揭露行为对患者对其保健医生的信任和忠诚度的影响

变量	对照组	邮寄组 （披露了医生的报酬被支付的信息）
波士顿的调查结果		
相信医生会将患者的健康和完好状态置于首位	84.9	86.5 （$P=0.32$）
患者对医生的忠诚和信任	70.2	74.4 （$P<0.01$）
洛杉矶的调查结果		
相信医生会将患者的健康和完好状态置于首位	74.8	82.2 （$P=0.10$）
患者对医生的忠诚和信任	66.9	76.0 （$P=0.11$）

总之，"职业精神"塑造并影响着我们如何与患者打交道，在医疗领域中对"职业精神"的定义是随着社会价值观的变化而变化的，我们应该教育医生如何就一些难题进行沟通。

参考文献

[1] Braddock CH，Edwards KA，Hasenberg NM，et al. Informed decision making in out patient practice. JAMA，1999，282（24）：2313-2320.
[2] Thomas HG. US and Canadian physicians attitudes and experiences regarding disclosing errors to patients. Arch Intern Med，2006，166（15）：1605-1611.
[3] Steven DP，Ken K，Donna R，et al. A trial of disclosing physicians. Financial incentives to patients. Arch Intern Med，2006，166（6）：623-628.

本文原载于《医学与哲学》，2007，28（3）：18-19.

医师职业精神与弱势患者

David Blumenthal

一、职业精神与弱势患者

西方关于"职业精神"（professionalism）的定义一般有四个特征，这些特征是定义一种专业（profession）的核心，并且将一种专业（profession）与其他职业（occupation）相区分。它们包括：①拥有并保持一种特殊的技能，此技能是社会认为有价值的；②专业团体成员有自律的责任；③有特定道德与伦理标准的责任，置客户的利益于专业人士的个体利益之上；④有站在客户个体或集体的立场维护其专业技能需要的责任。

医学职业精神的每个要素或维度都有许多含义，这些含义已经在很多文献中得到论述。在本文中，我将讨论上面列举的第三个特征的一个方面：对特定道德与伦理标准的责任，置患者的利益于专业人士的个体利益之上，尤其将集中讨论医生对弱势患者的照顾义务这一主题。

弱势患者是这样的一个群体，即，他们在获得医疗服务或在利用医疗服务的能力上处于不利地位，或者，与一般的患者相比，他们在与医务人员打交道时，没有足够的能力来保护他们自己的利益。弱势人群在所有社会中都存在，但是这个群体的特殊身份以及他们的弱势之来源随着地点和文化的不同而改变。例如，没有医疗保险在美国是患者弱势性的一个重要来源，然而在许多其他工业国家中情并非如此。例如，非裔美国人和西班牙裔美国人在美国是一个重要的弱势群体来源，但是在一些其他的工业国家中情况可能并不是这样，这些国家有不同的种族结构或者在种族之间的关系上有不同的历史。职业精神的信条要求医生把弱势患者的利益与其他患者一样置于医生的个人利益之上。然而，强调履行对于弱势患者的这种特殊义务会对医生构成特殊挑战。通过定义可以看出，弱势患者在获得及利用医疗服务上面临着障碍，与其他患者相比面临的障碍更大。反过来，这些更大的障碍需要医生们付出更多努力来帮助这些患者获取满足其需要的医疗服务，并且这种医疗服务的获得与优势人群相比不相上下。

一些来自美国国情的例子可能对我们理解美国的弱势患者有用。在美国，没有医疗保险的患者通常不能全部或者根本不能为其医疗买单，因此，照顾这些患者的医生经常得不到或者得到很少的经济补偿。把这些患者的利益置于医生的利益之上则要求医生在经济上做出牺牲，这些牺牲对于照顾那些并不因缺乏医疗保险而处于弱势的患者来说并不是必须的。并非所有的医生愿意做出这种牺牲，或者超出基本的程度后他们便不愿意付出。同样，西班牙裔患者可能因根本不会讲英语或者英语讲得不够好而影响交流或影响其理解医嘱。照顾这样的患者（在美国有许多种族，英语并非所有种族的第一语言）需要翻译服务。这在许多方面是很昂贵的，它包括补偿翻译人员的直接费用，以及由于翻译需要的时间而使工作效率降低。在照顾非裔美国患者时，医生常常需要克服其潜意识的微妙的对黑人的歧视，这是几个世纪以来对非裔美国人公开歧视和残害所遗留

David Blumenthal，哈佛医学院卫生政策研究所

下来的问题。对其他人群，如文盲、老人以及有认知缺陷的人，也需要医生们的额外努力。

许多文献中所描述的弱势患者事实上并没有受到同其他患者一样好的照顾。在美国的各人群之间造成这种所谓的"差异"的原因是很多的，而且是不断变化的。然而，有一种原因却使医生们并未履行他们的职业义务，即他们不愿意或不能够将弱势患者的利益置于其自身利益之上。医生的行为对医疗中差异的存在和对弱势人群产生的影响，这一点还没有被学者们很好地解读，因此，哥伦比亚大学医学职业研究所正在致力于研究职业精神的性质及其影响因素。他们最近对医生进行了一项全国性调查，此调查的目的在于增进理解医生对上面描述的职业精神的四个关键方面的态度，以及增进理解医生对职业精神的这些方面的真实行为。下面主要从与美国医生对弱势患者的态度与行为相关的方面报告这一调查的结果。

二、医学职业研究所对医学职业精神的调查

此调查是从 2003 年 11 月到 2004 年 6 月进行的。医学职业研究所调查的样本来自美国医学会 2003 年档案上的医师名单。从该名单中，我们挑选的所有医师都是来自 50 个州的基本保健专家（普通内科、家庭医师、儿科学）、医学专家（心脏病科）、外科专家（普通外科）以及麻醉科医师。从这群医生中，我们排除了所有骨科医师、住院医师、联邦医院医师、在美国医学会数据库中没有住址的医师、特别提出不能与美国医学会通过邮件取得联系的医师，以及退休的医师。这提供了一个 271 148 位医师的样本库，从其中我们随机选择了 3504 位医生，他们平均地分配在这 6 个专科中。我们在每一组专家中随时抽样了一群相等数量的医师，以使我们有足够的力量来考察哪些专业背景与差异相关。

这一调查工具是基于文献的研究之后，将对 4 个医师个体的采访作为预实验。这一访谈由做数理统计政策研究的职业采访者进行。问卷调查的修改稿通过对 4 个医师的认知访谈得到预先检验，而最终的调查版本则在那些被访谈者反馈的结果基础上完善的。最终的调查工具被麻省总医院的伦理审查委员会批准。通过邮寄的方式，调查者给医师们发了一封有封面的信，其中有一份对该研究进行描述的材料，还有一张是已付费的返回信封、一张已付费的有收信人姓名的明信片，以及一张 20 美元的支票。在保证被调查者匿名的同时，为了区分调查回应者和未回应者，医师们被要求把明信片与完整的调查工具分别单独寄回，而调查工具不包含个人身份。当收到附有被调查者姓名的明信片时，则认为该医师已经回答了该项调查。没有回应者则通过邮件和电话取得了联系，并且鼓励其参与调查。

在 3504 个样本医生中，337（9.6%）被认为是不合格的，因为他们要么没有直接为患者提供治疗，或已经死亡、出国，要么被错误地分类或从事非本研究样本的专业领域，或者不讲英语，或者休假。在余下的 3167 位合格医生中，有 1662 位返回了完整的问卷，返回率为 57.8%。这是经过权重后的返回率，它是把完整的采访调查和不合格的回答都算在一起后权重的计算结果。在专科的返回率中，心脏病科是 42.6%，普通内科是 52.6%，家庭医师是 55.3%，普通外科是 57.7%，麻醉科是 58.2%，儿科是 65.8%。

三、职业医学研究所的调查结果

此调查不仅询问了被调查者对于职业精神信条的态度，而且从对自我报告的行为了解他们对这些特殊信条的反思。关于对待弱势患者的态度，此调查提问了下面的问题：

（1）医师是否认为他们应该为患者提供必要的照顾，而不考虑患者的支付能力？

（2）医师是否认为他们应该把患者的利益置于他们的自身利益之上？

（3）医师是否认为他们应该把因为种族或性别而在照顾中产生的差别最小化？

从被调查所显示的情况看，美国医师对这些部分高度一致。尤其是，93％的被调查者部分同意或者完全同意医师应该为患者提供必要的照顾而不管患者的支付能力（图1）；96％的被调查者部分同意或完全同意医师应该把患者的利益放在他们的个人经济利益之上；85％的被调查者认为医师应该把产生于患者种族或性别的照顾差别降到最低。

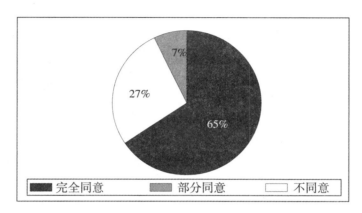

图1 信念：医生应该提供必要照顾而不考虑其支付能力

此调查还询问了许多有关被调查者行为的问题，这些行为会影响弱势的患者。有些问题还集中在经济上处于弱势的患者，因为他们没有保险。当被问到是否在实践中接受没有保险的患者时，69％的被调查者予以肯定的回答。另外，当问到在最近的3年中他们是否对穷人和没有保险的患者提供过医疗照顾而没有期盼回报时，74％的被调查者予以肯定的回答。但仅仅25％的被调查者报告说在他们的实践中对患者的照顾上确实可能存在差别。

图2表明了回答随着医生个人和其所从事的实践领域特征的不同而变化。例如，在服务于没

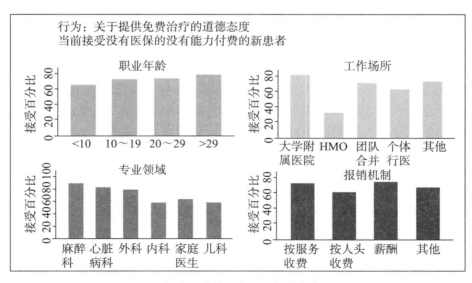

图2 行为：道德因素——提供免费照顾

有保险的患者方面，数据显示在大学和医院机构中工作的、领薪水的年龄大一些的麻醉科医师、外科医师和心脏病的医师最容易接受没有保险的患者。

对于接受没有支付能力的新的无保险患者，拥有不到 10 年实践经验的医师中约 66％ 接受这样的患者，与之相比，至少有 30 年实践经验的医师中有 80％ 接受此类患者。

在健康管理组织（Health Maitenace Organization，HMO）工作的医生比在其他环境中工作的医生更少地接受没有支付能力的无保险的患者，承担基本保健的医师比专科医师更少地接受没有支付能力的无保险患者。该调查还提出了一个更为复杂的问题，以获知医生如何处理可能影响所有患者的利益冲突。尽管这些问题并不是专门针对弱势患者的情形，但是当医生没有按照保护患者的方式处理利益冲突时，弱势患者因保护其自身利益的困难而使得他们特别容易受不利因素的影响。该问题采用了一个场景假设的形式，被调查者被要求假想他们与其同事是其社区的一种影像设备的所有者——例如一种进行磁共振成像和计算机化轴向体层摄影术的设备。他们被问到他们如何处理或安排自己的患者利用这样的设备。他们被给予三种选择：①他们可以指定患者像使用其他设备一样使用该设备；②他们可以指定患者使用该设备并透露其所有权方面的利益事实；③他们还可以指定患者使用没有所有权利益的其他设备。

这一场景假设很有趣，因为美国已有许多文献表明，当医师想从中（例如成像等）获得经济利益时，他们更容易让患者去做这些检查。这一发现表明经济原因比医学原因更容易影响决策，并且处于此处境中的医生把其自身的经济利益置于患者的医学需要之上。即使患者没有因此受到伤害，但他们也常常付出不必要的费用。在美国，这一场景令人感兴趣的另一个原因是美国国会通过了一部法律。这部法律把医师指定患者使用医师自己所有的设备定为非法的。鉴于医师在此情景中会提供不必要的服务这一趋势，该法律是合理的。

对此场景假设的回答显示：24％ 的医师只指定其患者采用此设备，62％ 的医师指定患者采用此设备但透露信息（其所有权的经济方面的事实），14％ 的医师指定患者使用其他设备而非自己拥有的设备，因此，整整 1/4 的被调查者既没有看到冲突的存在，也没有看到以任何方式解决该冲突的必要。76％ 的被调查者则可能做出违背联邦法律的行为，此法律意在限制经济利益冲突的影响。正如图 3 表明的，被调查者的行为随着医生的性格和实践环境而改变。数据表明，单独工作的、年轻的、亚洲心脏病科医师最容易指定患者使用他们所有的设备，而不透露其所有权利益。

如果你投资了一个影像设备，你愿意指定你的患者使用它而不告知你的投资吗？26％ 的医师愿意安排患者使用其拥有的影像设备而不告知患者其投资，而在亚洲医师这一比例为 32％，西班牙医生的比例为 20％，至少执业 30 年的医师最不愿意安排患者使用其拥有的影像设备，而不告知患者其投资（20％）；在专科医生中，心脏病科专家最愿意安排患者使用其拥有的影像设备，而不告知患者其投资（36％），普通内科医生最不愿意这样做（20％）。

四、评论

美国医学职业研究所的调查结果显示了许多职业精神层面的结论和美国医生将此精神展现在照顾弱势患者方面的思考。

第一，当医生回应针对弱势患者的特殊情景时，医生们是相信和赞同许多职业精神的关键信条的，这一点很明显。

第二，但是，他们在实践中，即使是在自我报告中，常常不能一直尊重、遵守那些信条。由

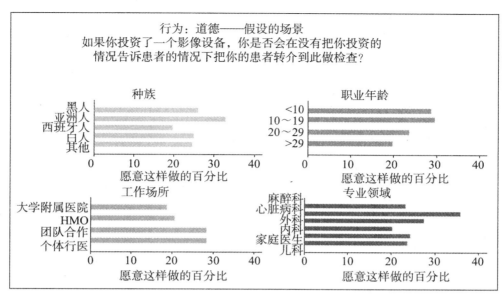

图 3　行为：道德国家——假设场景

于被调查者一般倾向于不报告那些他们认为正确的但自身的行为与之相矛盾的行为，那么我们必须假定医师实际上对待弱势患者的情况应该比我们的数据显示的对职业精神规范的遵守的情况要差一些。

第三，我们的调查表明，在报告对于弱势患者的行为时，医师间存在系统性的差异。在对待这样的患者时，影响医师遵守职业精神信条的意愿和能力的因素可能随着问题中的行为而改变。然而，影响因素似乎可以归结为包括医师的年龄、民族和种族背景、实践环境、他们的专业，以及他们的工资报酬的付给方式。

可以通过对没有保险患者的照顾的案例说明可能影响这些因素的原因。如前所述，照顾这样的患者需要医生做出经济上的牺牲。医生做出这一牺牲的意愿容易随着个人性格和工作环境的特征而改变。当然有些医生可能对只对挣钱感兴趣，或与其同事相比更不慷慨。但是其他因素也可能扮演着更为重要的角色。年长的医生比年轻的医生面临着更少的经济压力。他们可能已还清教育负债，这一债务的数额在美国是相当可观的。年长的医生也可能通过长期工作积累了储蓄，并且他们的孩子已长大并完成了学业，这样的家庭经济负担比较低。由于这些原因，都使他们更容易照顾那些没有支付能力的患者。对在大机构中工作的个人来说也同样如此，这些组织帮助医生减少因没有支付能力的患者而带来的经济损失。当医生的薪水与患者的支付能力没有关联时，这一点尤为正确。对大学的附属机构而言，后一点是很正确的，并且它可以解释说明在这种环境中的医生为何更多地参与照顾没有保险的患者。另外，专科领域的医师在照顾没有保险的患者的意愿方面也有不同。这可能反映了专科文化——在医学这一特殊行业里被延续和宣传的价值和行为。但是专科的差别也反映了它的经济处境。在美国，与基本保健医师比，专科医师挣得少得多，所以照顾没有保险的患者对他们来说意味着更大的牺牲。

五、结论

总体来看，来自医学职业研究所的调查数据也告诉了我们许多实践教训。

第一，在美国情境中对医师进行关于如何对待弱势患者的职业义务教育似乎没有必要，因为他们已经能够对此义务掌握得非常好。但是，还需要提供额外的培训和教育，例如应提供关于如何认识和处理经济利益的冲突，以及美国法律中关于自我指定（有经济利益权设备的使用）的条款。

第二，增强美国医师的职业精神的努力，也应该包括努力改善医师照顾弱势患者的行为方面。然而，这种增强职业精神的努力不应该毫无例外地只集中或主要通过提醒医师此伦理义务方面，而是这些项目应该包括使医师更容易履行这些义务的政策。在美国，减轻年轻医师的教育负债能够增强他们照顾弱势患者的能力和意愿，增加美国医师在医院和大机构组织中实习的比例也有同样的效果。医师会从如何衡量在自己的实践中存在的问题来获得具体的帮助。

第三，也最为重要的是，在美国，增加个人医疗保险的比例对帮助医师履行其职业义务是很重要的。增进对医师职业精神性质和影响因素的理解是很重要的，它能改善患者所获得的照顾，促进医疗体制功能的发挥。那些医师个人所不能控制的因素在很大程度上决定了医师的专业化水准，医学职业研究所的调查在这方面帮助我们理解这些问题。在美国，与理解为什么医师那样做相比，致力于改变医师的行为更无用处，而提供体制上的支持则可使医师更容易做他们已经知道应该做的事。

注：此文系李红文根据 D. Blumenthal 在第二届中美医师职业精神研讨会上的发言翻译整理。原载于：《医学与哲学（人文社会医学版）》，2007，3（28）：6－8。参考文献从略。

（李红文　译）

不同地区、不同人群患者视角医师职业精神的社会学研究

——全国 10 城市 4000 名住院患者问卷调查研究报告之四

赵明杰 杜治政 孔祥金 杨 阳 秦 怡

本次调查涉及全国的 10 个城市。这 10 个城市的经济发展水平有一定差异。我们按各市 2009 年的国内生产总值（gross domestic product，GDP）将这 10 个城市分为三类地区：一类地区（经济发达地区）是上海、大连、济南，计 1154 人；二类地区（中等发达地区）是石家庄、西安、太原，计 1182 人；三类地区（欠发达地区）是黄石、德阳（农村调查在成都双流县进行，城市调查在德阳市进行）、抚顺、遵义，计 1596 人。总计 3932 人，其中城市 2013 人，农村 1919 人。本文通过 6 个提问比较这三类城市的城乡患者对医师职业精神的观点，既进行三类地区之间的比较，也对同一类地区的不同城市之间进行比较，也对同一地区的城乡之间进行比较，最后则对不同收入的人群进行比较。

一、三类地区之间的比较研究

1. 对医疗服务满意度的评价

一类地区"非常满意"平均为 22.9%，"比较满意"平均为 61.7%，总计满意率为 84.6%。二类地区"非常满意"平均为 16.1%，"比较满意"平均为 64.1%，总计满意率为 80.2%。三类地区"非常满意"平均为 17.4%，"比较满意"平均为 61.4%，总计满意率为 78.8%。三类地区的整体满意率是以类递减的，即一类高于二类，二类高于三类。但二、三类地区的农村满意率低于城市（表 1）。

表 1　您在住院或您的家人在住院过程中，医生和医院的诊疗服务总的来说（%）

	一类地区			二类地区			三类地区		
	平均	城市	农村	平均	城市	农村	平均	城市	农村
非常满意	22.9	15.4	31.5	16.1	13.8	18.4	17.4	14.0	21.0
比较满意	61.7	67.6	54.9	64.1	67.4	61.0	61.4	65.5	57.1
不大满意	12.8	13.9	11.5	15.7	16.2	15.1	16.8	17.9	15.5
很不满意	2.6	3.1	2.1	4.1	2.6	5.5	4.4	2.6	6.4
合计	100	100	100	100	100	100	100	100	100

满意度是与该地区的整体经济发展水平相关联的，经济越不发达，农村的医疗条件越差，则不满意度越高于同一地区的城市。

赵明杰、杜治政、孔祥金、杨阳、秦怡，大连医科大学《医学与哲学》杂志社

2. 医生对患者健康的态度

一类地区的"非常负责"平均为 19.1%，"比较负责"平均为 66.6%，总计负责率为 85.7%；二类地区的"非常负责"平均为 15.0%，"比较负责"平均为 66.4%，总计负责率为 81.4%；三类地区的"非常负责"平均为 16.3%，"比较负责"平均为 64.5%，总计负责率为 80.8%（表2）。从以上数据可见，医生对患者健康的负责任程度也是以类别地区而呈递减的。

3. 医生诊治患者的首位利益

一类地区中，将"患者的利益"置于首位，为 48.0%，"自己或医院的经济利益"与"个人技术的发展"处于第二、三位，但第二、三位的合计比例高于首位的比例；二类和三类地区则将"自己或医院的经济利益"处在首位，分别为 38.9% 与 43.0%，第二、三位的分别为"患者的利益""个人技术的发展"，"自己或医院的经济利益"和"个人技术的发展"的合计比例（二类地区为 66.9%，三类地区为 61.5%）远远高于"患者的利益"（分别为 33.1% 和 38.5%）（表3）。

表2　您认为现在大多数医生和医院对患者的健康（%）

	一类地区			二类地区			三类地区		
	平均	城市	农村	平均	城市	农村	平均	城市	农村
非常负责	19.1	11.8	27.4	15.0	12.3	17.6	16.3	12.2	20.5
比较负责	66.6	73.9	58.2	66.4	69.9	63.0	64.5	68.6	60.2
不大负责	12.6	12.5	12.7	15.8	16.1	15.6	15.8	17.5	14.0
很不负责	1.7	1.8	1.7	2.8	1.7	3.8	3.4	1.6	5.3
合计	100	100	100	100	100	100	100	100	100

表3　您认为现在大多数医生在为患者治疗过程中，把什么放在首位（%）

	一类地区			二类地区			三类地区		
	平均	城市	农村	平均	城市	农村	平均	城市	农村
患者的利益	48.0	41.6	55.4	33.1	37.1	29.0	38.5	31.1	40.1
个人技术的发展	17.9	19.6	15.9	28.0	27.0	29.0	18.5	17.8	19.3
自己或医院的经济利益	34.1	38.8	28.7	38.9	35.9	42.0	43.0	51.1	34.6
合计	100	100	100	100	100	100	100	100	100

在一类地区农村，视医生将"患者的利益"置于首位的高达 55%，不仅高于城市的比例数，也高于"自己或医院的经济利益"与"个人技术的发展"的合计数，这一比例也大大抬高了一类地区"患者的利益"的平均比例。一类地区的城市居民也是认为医生将"患者的利益"居于首位的。这个调研结果一是说明城乡患者的要求是有一定差异的，二是说明经济发达地区的医生将患者的利益置于首位的意识较二、三类地区医生的意识要好一些。

不可否认，就总体而言，除了一类地区的农民认为医生将"患者的利益"置于首位的比例数占到一半以上，其他地区则是"自己或医院的经济利益"和"个人技术的发展"的合计比例高于

"患者的利益"，说明加强医生对患者健康的高度责任意识教育和实践仍是工作中的首要任务。而一类地区的农民为什么选择医生将"患者的利益"置于首位的比例数占到一半以上，我们今后将做进一步细致的研究。

4. 医生的可信度

一类地区的"非常可信"平均为 14.6%，"比较可信"平均为 69.1%，合计为 83.7%；二类地区的"非常可信"平均为 10.7%，"比较可信"平均为 72.0%，合计为 82.7%；三类地区的"非常可信"平均为 14.4%，"比较可信"平均为 65.9%，合计为 80.3%（表4）。

表4　您觉得现在大多数的医生（%）

	一类地区			二类地区			三类地区		
	平均	城市	农村	平均	城市	农村	平均	城市	农村
非常可信	14.6	11.2	18.7	10.7	11.1	10.1	14.4	9.4	19.7
比较可信	69.1	70.7	67.1	72.0	68.7	75.2	65.9	69.9	61.7
不大可信	13.7	15.7	11.4	15.3	18.1	12.7	15.1	17.1	13.0
不可信	2.6	2.4	2.8	2.0	2.1	2.0	4.6	3.6	5.6
合计	100	100	100	100	100	100	100	100	100

在这三类地区中，医生的可信度都达到了 80% 以上，但值得注意的有两点差异：一是不同类别的地区存在微小的差别，即与地区类别高低同向显示，一类地区高于二类地区（83.7%：82.7%），二类地区高于三类地区（82.7%，80.3%）；二是各地区的农村高于城市。第二个差异有一定意义：一是农民比较宽容，市民则比较认真；二是受教育程度不同，市民较之农民对事物的认知程度要高一些。

5. 当前医患关系不良的原因

各类地区都将"医院或医生追求经济效益的结果"列为首要原因，之间的比例数差别不大，但城市较之农村的比例数要高得多（一类地区 64.4%，54.3%；二类地区 61.7%，56.8%；三类地区66.2%，53.9%）。排在第二位的都是"医生不负责任"，城乡在比例上没有差异。前两个原因的合计数值一、三类地区都达到了 83.8%，二类地区则达到了 86.9%，没有呈现出与地区经济发展相关的特点。患者因素（"一些患者不讲道理和患者要求过高"）排在第三位，各类地区之间的平均数差别不大（一类地区 13.7%，二类地区 11.8%，三类地区 14.9%），但同类地区的农民较之市民比例数高出 7% 之多（一类地区 17.9%，10%，二类地区 14.1%，8.8%，三类地区 20.2%，8.2%）；比较一致的是"新闻媒体挑起来的"为最后一位，所占比例都很小（一类地区 2.5%，二类地区 1.3%，三类地区 2.1%），只有一类地区的农民比市民高出 2.2%（3.7%，1.5%），二、三类地区农民与市民的比例几乎一致（表5）。

表5 您认为当前医患关系不太好的主要原因（%）

	一类地区			二类地区			三类地区		
	平均	城市	农村	平均	城市	农村	平均	城市	农村
医生不负责任	24.1	24.1	24.1	27.7	28.2	27.1	23.6	23.5	23.7
医院或医生追求经济效益的结果	59.7	64.4	54.3	59.2	61.7	56.8	60.2	66.2	53.9
一些患者不讲道理	6.6	4.2	9.3	6.3	5.0	7.7	7.7	5.1	10.4
患者要求过高	7.1	5.8	8.6	5.5	3.8	7.2	6.4	3.1	9.8
新闻媒体挑起来的	2.5	1.5	3.7	1.3	1.3	1.2	2.1	2.1	2.2
合计	100	100	100	100	100	100	100	100	100

本项比较有三方面的意义：一是三类地区高度一致地选定"医院或医生追求经济效益的结果"和"医生不负责任"为主要原因，比例差异不大；二是农民较之城市居民对患方责任的认定比例要高；三是医患之间诚信度下降受新闻媒体炒作和挑拨的影响很小，几乎可忽略不计，说明患者对待问题的看法还是很理性的，这也颠覆了不少医学界人士认为医患之间诚信度下降是受新闻媒体炒作和挑拨的影响，并作为医患关系不好的主要原因的判断。

6. 医疗纠纷的责任

各类地区都将"双方都有责任，但主要在医生"列置第一位，各地区也都是城市较之农村的比例数高出很多（一类地区高10.7%，二类地区高7.2%，三类地区高18.3%）；排在第二位的都是"医生"；但第三位则有差别，一类地区是"责任各半"，二、三类地区都是"患者"，其中农民较之市民在选择"患者"的比例上高出都在一倍以上（一类地区15.1%，6.6%；二类地区15.9%，6.7%；三类地区16.4%，8.1%）；排位最后的皆为"双方都有责任，但主要在患者"，城乡几乎没有差别。如将"双方都有责任，但主要在医生"和"医生"归为"医方"，"双方都有责任，但主要在患者"和"患者"归为"患方"，选择医方的在三类地区都占绝对多数（一类地区73.2%，城乡分别为79.8%和65.7%；二类地区76.9%，城乡分别为80.7%和73.0%；三类地区76.0%，城乡分别为80.2%和71.6%），但二、三类地区高于一类地区（表6）。

所有的数据显示，在自我责任的认知和承担上，一类地区的比值较二、三类地区高，所有地区的农民比市民高出一倍以上。这种数据的一致性反映了城乡居民的知识水平和认知能力有很大的差距，也反映了农民与市民比较更宽容和自律。另外，经济发达程度的差异对患者的责任认知程度也有一定的影响。

二、同类地区不同城市的比较研究：上海与大连

在本研究中，三类地区的划分是笼统的，同类地区不同城市也是有所差别的，比如，上海、大连、济南同属一类地区，但它们之间的发达程度有很大差异，也有很多不同之处，有必要就上述六个方面也进行横向的比较。现仅就上海与大连进行比较研究。

表 6 您认为现在出现一些医疗纠纷，其责任主要在（%）

	一类地区			二类地区			三类地区		
	平均	城市	农村	平均	城市	农村	平均	城市	农村
医生	15.1	16.7	13.3	18.4	18.6	18.1	18.9	14.1	23.8
患者	10.6	6.6	15.1	11.3	6.7	15.9	12.2	8.1	16.4
双方都有责任，但主要在医生	58.1	63.1	52.4	58.5	62.1	54.9	57.1	66.1	47.8
双方都有责任，但主要在患者	2.4	2.4	2.4	1.1	1.0	1.2	2.7	2.3	3.1
责任各半	13.8	11.2	16.8	10.7	11.6	9.9	9.1	9.4	8.9
合计	100	100	100	100	100	100	100	100	100

1. 对医疗服务满意度的评价

上海的"非常满意"率平均为 26.5%，"比较满意"率平均为 65.3%，总体满意率为 91.8%。大连的"非常满意"率平均为 22.2%，"比较满意"率平均为 58.6%，总体满意率为 80.8%（表 7）。

上海的所有指标都高于大连，尤其是农村的满意度比大连各个相应指标高出很明显，说明两个城市的卫生工作差距很大，尤其是农村的卫生工作差距更大。

表 7 您在住院或您的家人在住院过程中，医生和医院的诊疗服务总的来说（%）

	上海			大连		
	平均	城市	农村	平均	城市	农村
非常满意	26.5	15.2	45.3	22.2	10.7	32.5
比较满意	65.3	72.8	52.7	58.6	62.7	54.8
不大满意	6.3	8.8	2.0	17.1	23.2	11.7
很不满意	2.0	3.2		2.1	3.4	1.0
合计	100	100	100	100	100	100

2. 医生对患者健康的态度

上海的"非常负责"平均为 24.5%，"比较负责"平均为 70.5%，总的负责率为 95.0%；大连的"非常负责"平均为 16.8%，"比较负责"平均为 66.3%，总的负责率为 83.1%（表 8）。

上海及大连的患者对医生负责的认可度皆为农村高于城市，但上海的认可度无论是农村还是城市，都大大高于大连，总的负责率高出 12.3%，城市高出 13.2%，农村高出 12.4%。

表 8　您认为现在大多数医生和医院对患者的健康是（%）

| | 上海 | | | 大连 | | |
	平均	城市	农村	平均	城市	农村
非常负责	24.5	10.4	48.0	16.8	7.3	25.4
比较负责	70.5	82.4	50.7	66.3	72.3	60.9
不大负责	4.5	6.4	1.3	15.8	19.2	12.7
很不负责	0.5	0.8	1.1	1.1	1.0	1.0
合计	100	100	100	100	100	100

3. 医生诊治患者的首位利益

上海将"患者的利益"置于首位，平均为 58.8%（城市 48.0%，农村 76.7%），就平均数而言，"自己或医院的经济利益"和"个人技术的发展"分列第二、三位，但差别很小（0.7%），城市这两项的合计值大于"患者的利益"的值，即城市市民超过半数以上认为医生并不是将患者的利益置于首位；农村将"患者的利益"作为首选高达 76.7%。大连将"患者的利益"作为首选在平均值上为第一（46.0%），但未过半数，与选定"自己或医院的经济利益"（42.8%）差别不大；城市选定占"患者的利益"（32.0%）远远低于"自己或医院的经济利益"（57.1%），而排第二位；大连农村选择"患者的利益"超过半数（58.4%）（表 9）。

此项比较提示：上海对医生首位利益是"患者的利益"的认同度在城乡两方都高于大连，上海的平均值超过半数，两城市农村的认同度超过半数，城市的认同度都低于半数。这些特点一是反映了农民较宽容或城乡认知力的差异，二是反映了两城市的医院或医生在工作及素养上有差异。

表 9　您认为现在大多数医生在为患者治疗过程中，把什么放在首位（%）

| | 上海 | | | 大连 | | |
	平均	城市	农村	平均	城市	农村
患者的利益	58.8	48.0	76.7	46.0	32.2	58.4
个人技术的发展	20.3	26.4	10.0	11.2	10.7	11.7
自己或医院的经济利益	21.0	25.6	13.3	42.8	57.1	29.9
合计	100	100	100	100	100	100

4. 医生的可信度

上海的"非常可信"平均为 18.5%，"比较可信"平均为 76.3%，合计为 94.8%；大连的"非常可信"平均为 12.8%，"比较可信"平均为 65.5%，合计为 78.3%。

可信度数值无论是平均值还是从城市到农村，上海都达到了 90% 以上，城乡的平均值达到了 94.8%，尤其是农村，达到了 98.7%，在所有调查的 10 个城市中，也是高居榜首。结合上海的满意度调查（表 7）和医生对患者健康态度的调查（表 8），上海的满意度、负责任率和可信度平均值都在 90％以上，并且这三组数值比较接近，说明该数值是较为可靠的。另外，在可信度的所有数值上，上海均高于大连，城乡平均值高出 16.5％，城市高出 16.7％，农村高出 18％（表 10）。

这组比较研究数值显示：上海的可信度比值在 10 个城市中是最高的。在上海与大连的比较中，可信度的所有数值上海均高出大连 16％以上。上海的医务人员得到了绝大多数患者的信任，也反映了他们比大连同行的工作做得更好，更能得到患者的认可。

表 10　您觉得现在大多数的医生（％）

	上海			大连		
	平均	城市	农村	平均	城市	农村
非常可信	18.5	11.2	30.7	12.8	9.0	16.2
比较可信	76.3	81.2	68.0	65.5	66.7	64.5
不大可信	4.8	6.8	1.3	19.8	22.6	17.3
不可信	0.5	0.8	1.9	1.7	2.0	2.0
合计	100	100	100	100	100	100

5. 当前医患关系不良的原因

上海、大连都将"医院或医生追求经济效益的结果"列为首要原因，并且比例都超过了 50％（上海的平均值为 57.8％，大连的平均值为 63.9％），两地的城市比例都比农村比例高（上海：城市 62.0％，农村 50.7％；大连：城市 74％，农村 54.8％）。大连的平均值，包括城市和农村，都高于上海。两地排在第二位的都是"医生不负责任"，比例数也比较接近。这两项的合计都达到 82％以上（上海 82.6％，大连 86.9％）。对上海的调查显示排在第三、四、五位的是"一些患者不讲道理""患者要求过高""新闻媒体挑起来的"。而大连排第三位的因素与上海一致，第四、五位正好相反。这三项农村较之城市的比例都高（表 11）。

表 11　您认为当前医患关系不太好的主要原因是（％）

	上海			大连		
	平均	城市	农村	平均	城市	农村
医生不负责任	24.8	25.6	23.3	23.0	19.2	26.4
医院或医生追求经济效益的结果	57.8	62.0	50.7	63.9	74.0	54.8
一些患者不讲道理	8.8	4.4	16.0	5.3	1.7	8.6
患者要求过高	6.5	6.4	6.7	3.2	2.8	3.6
新闻媒体挑起来的	2.3	1.6	3.3	4.5	2.3	6.6
合计	100	100	100	100	100	100

这项比较的意义在于：①大连对"医院或医生追求经济效益的结果"的认同率高于上海（高出 6.1%）。前两项的合计值也高出上海 4.3%，反映出大连患者对这两项产生的认识和体验更为深刻。②两地城市对前两项认定的比值都高于农村，反映了市民较之农民认识和体验更加深刻，也较之更加认真。③后三项两地农民的比例高于市民，尤其是在"一些患者不讲道理"和"新闻媒体挑起来的"这两项，大连农民选择的比例比市民高很多，也反映了农民比较老实及易受外界影响。

6. 医疗纠纷的责任

上海和大连将"双方都有责任，但主要在医生"列置第一位，大连较之上海的平均值和城市、农村的比例值都高（平均值高 5.1%，城市高 4.6%，农村高 10.9%），两地也都是城市比农村的数值高出很多（上海高 18.0%，大连高 11.7%）。只有上海农民将"责任各半"排在第二位，"医生"和"患者"同排第三位；其他人群排在第二位的都是"医生"。第三位都是"责任各半"。第四、五位都是"患者"和"双方都有责任，但主要在患者"。排位最后的皆为"双方都有责任，但主要在患者"（表 12）。

如将责任简单地归类为"医方""患方"，笔者发现，农民较之市民选"患方"承担责任的比例更大，而市民选择"医方"承担责任的比例更大。无论城市还是农村，大连选择"医方"承担责任的比值都高于上海（平均值 80.7%，74.1%；城市 85.3%，82%；农村 76.7%，60.7%）。

表 12　您认为现在出现一些医疗纠纷，其责任主要在（%）

	上海			大连		
	平均	城市	农村	平均	城市	农村
医生	14.8	16.0	12.7	16.3	14.7	17.8
患者	7.0	3.6	12.7	5.3	4.0	6.6
双方都有责任，但主要在医生	59.3	66.0	48.0	64.4	70.6	58.9
双方都有责任，但主要在患者	1.8	1.6	2.0	2.9	2.3	3.6
责任各半	17.3	12.8	24.7	11.0	8.5	13.2
合计	100	100	100	100	100	100

三、不同收入人群的比较研究

我们在调查中设计了四个不同年收入的区域，将这四个不同收入的被调查者分成四组人群（一组为 1000 元以内，二组为 1000～3000 元，三组为 3000～5000 元，四组为 5000 元以上），也以这 6 个提问进行比较。

1. 对医疗服务满意度的评价

非常满意度：一组最高，二、三组居中，四组最低。总计满意度（非常满意＋比较满意）亦是一组最高，二、三组居中，四组最低。即收入低的满意度高，随着收入增高，满意度依次降低（表 13）。

表 13　您在住院或您的家人在住院过程中，医生和医院的诊疗服务总的评价（%）

收入水平	非常满意	比较满意	不大满意	很不满意	住院总人数
一组（1000 元以内）	21.0	61.9	12.8	4.3	100
二组（1000~3000 元）	15.2	62.9	19.7	2.2	100
三组（3000~5000 元）	16.3	62.1	17.4	4.2	100
四组（5000 元以上）	11.9	58.3	21.4	8.4	100
合计	18.9	62.1	15.2	3.8	100

2. 医生对患者健康的态度

非常负责率：一组最高，二、三组居中，四组最低；总计负责率（非常负责＋比较负责）：一、三组最高（三组 84.1%，一组 83.3%），二组居中（二组 80.7%），四组最低（70.2%）。也可以说收入最低的认定负责率高，收入最高的认定负责率最低（表 14）。

表 14　您认为现在大多数医生和医院对患者的健康（%）

收入水平	非常负责	比较负责	不大负责	很不负责	住院总人数
一组（1000 元以内）	18.2	65.1	13.7	3.0	100
二组（1000~3000 元）	14.1	66.6	17.9	1.4	100
三组（3000~5000 元）	14.1	70.0	11.4	4.5	100
四组（5000 元以上）	10.7	59.5	23.8	6.0	100
合计	16.6	65.8	14.9	2.7	100

3. 医生诊治患者的首位利益

选择"患者的利益"的比率，一组居首（43.1%），二组其次（35.9%），四、三组最后（分别为 27.3%、25.9%），但所有组群的数值都未过半数。"个人技术的发展"和"经济效益"的和值高于"患者的利益"。选择"患者的利益"的比率显示，随着收入的增加而降低的特点也非常明显（表 15）。

表 15　您认为现在大多数医生在为患者治疗过程中，把什么放在首位（%）

收入水平	患者的利益	个人技术的发展	经济效益	合计
一组（1000 元以内）	43.1	18.2	38.7	100
二组（1000~3000 元）	35.9	23.3	40.8	100
三组（3000~5000 元）	25.9	36.5	37.6	100
四组（5000 元以上）	27.3	31.0	41.7	100
合计	39.6	21.1	39.3	100

4. 医生的可信度

"非常可信"比率：一组最高，二、三组居中，四组最低。合计可信度（非常可信＋比较可信）：一、二、三组几乎相同（分别为 82.3%、82.4%、82.9%），四组最低（65.4%），收入最高组对医生的可信度评价最低（表16）。

表 16　您觉得现在大多数的医生（%）

收入水平	非常可信	比较可信	不大可信	不可信	合计
一组（1000元以内）	14.0	68.3	13.8	3.9	100
二组（1000～3000元）	12.6	69.7	15.8	1.9	100
三组（3000～5000元）	12.9	70.0	14.8	2.3	100
四组（5000元以上）	7.1	58.3	31.0	3.6	100
合计	13.4	68.6	14.8	3.2	100

5. 当前医患关系不良的原因

所有组群都将"医院或医生追求经济效益的结果"列为首要原因，"医生不负责任"排在第二位，即选择"医方"责任都在83%以上，各组的比率与收入高低完全一致，也就是说，"患方"责任的比率与收入高低呈反向一致（表17）。

6. 医疗纠纷的责任

所有组群都将"双方都有责任，但主要在医生"列为首要原因，一、二、三组"医生"排第二位，四组将"责任各半"排第二位。如归类为"医方"和"患方"两组，选"医方"的比率是，一组74.6%，二组76%，三组79.9%，四组78.6%。即收入越高，选择"医方"的比率随之增加（表18）。

表 17　您认为当前医患关系不太好的主要原因是（%）

收入水平	医生不负责任	医院或医生追求经济效益的结果	一些患者不讲道理	患者要求过高	新闻媒体挑起来的	合计
1000元以内	24.1	59.6	6.9	7.7	1.7	100
1000～3000元	24.4	61.4	7.2	3.9	3.1	100
3000～5000元	32.7	55.1	6.8	4.6	0.8	100
5000元以上	29.8	58.2	6.0	4.8	1.2	100
合计	24.9	59.8	6.9	6.4	2.0	100

表 18　您认为现在出现一些医疗纠纷，其责任主要在（%）

收入水平	医生	患者	双方都有责任，但主要在医生	双方都有责任，但主要在患者	责任各半	合计
一组（1000元以内）	18.4	12.3	56.2	2.5	10.6	100
二组（1000～3000元）	15.9	10.0	60.1	1.6	12.4	100
三组（3000～5000元）	17.9	10.6	62.0	1.1	8.4	100
四组（5000元以上）	10.7	7.1	67.9	1.2	13.1	100
合计	17.5	11.4	57.9	2.1	11.1	100

四、讨论：存在的问题及建议

1. 经济状况不同地区的差异

从"医疗服务满意度""医生对患者健康的态度""医生诊治患者的首位利益""医生的可信度"4 项的比较来看，三类地区有明显的差异。这种差异呈现出一致性，这 4 项的比较都显示与地区经济发展水平关系密切，即这 4 项指标的比例数与地区经济发展水平呈同向显示。换句话说，满意度、负责度、将患者的利益置于首位及可信度的比例呈现是一类地区高于二类地区，二类地区高于三类地区。在上海与大连的比较中也充分显示，对于上述的 4 项指标，上海均高出大连。两种方式的比较都明确呈现出满意度、负责度、将患者的利益置于首位及可信度的比例与地区经济发展水平同向。

在"医患诚信下降的原因"认定上，三类地区认定的各因素比值没有多大的差异，但上海与大连表现出明显的差异，大连对医方责任的认定高于上海。

对于"医疗纠纷的责任"的比较，如将"双方都有责任，但主要在医生"和"医生"归为"医方"，"双方都有责任，但主要在患者"和"患者"归为"患方"。将责任归结为"患方"的，一类地区的比值（平均值、城市、农村）较二、三类地区高；上海与大连的比较也显示，上海选择"患方"的比值（平均值、城市、农村）明显高于大连。

2. 城乡之间的差异

从"医疗服务满意度"的比较看，一类地区农村比城市高，但二、三类地区的农村却低于城市。三个地区农村的满意度是依类次降低；上海和大连同属一类地区，也都表现为农村比城市满意度高，上海城乡均比大连高。可能是一类地区较之二、三类地区在城乡经济水平上差距不是很大，农村城市化进程快，医疗条件相对较好，农民更易于就医，而二、三类地区城乡差距大，经济不发达，农村医疗条件差，故满意度的特点一是依地区类别而降低，二是低于同地区的城市。

关于"医生诊治患者的首位利益"的城乡比较中，一类地区农民将"患者的利益"置于首位的比率达 55.0％，不仅超过总值的一半，而且高于同地区城市，同处一类地区的上海和大连也超过一半，上海竟高达 76.7％，两市农民选此项比例均高于市民。二、三类地区则没有显示这个特点，"患者的利益"的比值低于"个人技术的发展"和"自己或医院的经济利益"的和值。这说明，一类地区的城乡能享受更好的医疗服务，城乡的公平性更好，农民受惠的体会比市民更深刻，而二、三类地区的城乡差别更大，城乡公平性差一些，农民受惠的程度也比市民差一些。

关于"医生的可信度"，各类地区都显示农村高于城市，上海与大连也是如此，这说明农民比较宽容，也易于接受医生的意见，但另外一方面，也反映了市民比农民对事物的认知程度要高一些。在"当前医患关系不良的原因"及"医疗纠纷的责任"的比较中，在对患方责任的认定上，农民较之市民的比例要高，三个类别的地区及上海、大连都一致地显示了这个特点。在一类地区及上海、大连的关于由"新闻媒体挑起来的"调查中，都显示农民选择的比例高出市民一倍多。而二、三类地区则没有显示这一特点。这些可能与农民比较老实和易于受外界影响有关。

3. 不同收入人群的差异

对不同收入人群进行 6 个提问的比较，可明显发现一个共同的规律性特点，在第 1 至 4 的提问中，对医方的满意度、负责率、患者利益首位率及可信度与收入高低正好呈一致的反向排列；在第 5、6 项的提问中，即"医患关系不良的原因"和"医疗纠纷的责任"方面，选择"患方"

责任的高低走向也与收入高低走向呈一致的反向排列。

4. 比较研究中反映的医师职业精神缺陷和不足

在比对"医师职业精神的首要原则——将患者的利益放在首位"方面，我国的医务界存在严重的不足，调查"为了患方的利益"较"为了医方的利益"的比率低得多。这表明我国医院和医生对医师职业精神的首要原则普遍认识不清或意识淡薄，因而失去了社会的信任，这与《新千年的医师职业精神——医师宣言》的要求相差太远。我们医疗界存在的这些不足和缺陷所付出的代价，应该引起卫生决策层和管理层的思考，医务人员也应该清楚地意识到。

在医患关系不良原因的调查中，排在第一、二位的是"医院或医生追求经济效益的结果"和"医生不负责任"，二者合计比率在所有地区都达到了83.8%，虽然这只是患方的看法，但这也是社会各个阶层的真实表达，反映了社会对导致医患关系不良的主要因素的普遍观点，因此，医院回归公益、医生提高责任意识和加强责任教育及实践是当务之急。

本文原载于：《医学与哲学（人文社会医学版）》，2011，32（4）：32-36.

HPV 疫苗的营销：对青少年健康和医学职业精神的启示

Sheila M. Rothman，David J. Rothman

为了增进青少年的健康水平，接种疫苗是一种很常见且性价比颇高的干预方式。疫苗"不仅在青少年时期起作用，而且还在一定程度上提高了他们成年后的生活质量"[1]。默克公司生产的针对四种人乳头瘤病毒（human papilloma virus，HPV）的新型疫苗或将实现这些目标。如果使用恰当，它将造福于青少年健康和公共卫生。然而，实际上还存在一些很关键且仍未解决的问题，本文将会提出来。这次生产商决定把 HPV 疫苗主要当作抗癌疫苗进行市场化推广的效果如何？这种疫苗把目标人群定为青少年是否存在巨大的风险？谁会成为最大的受益者？由疫苗厂商资助的专业医学学会（professional medical association，PMA）的专家会给公众提供正确、公平以及适度的建议吗？PMA 是否保证其市场策略没有对临床建议产生负面影响？总之，就青少年的疫苗政策而言，其设计和实施是否符合科学知识？

一、简史

HPV 疫苗于 2006 年[2]得到了美国食品和药品监督管理局（Food and Drug Administration，FDA）的上市批准，2008 年在世界范围内销售了 14 亿支[3]。在美国，25％的 13～17 岁的女孩接种了至少 3 种推荐疫苗中的一种疫苗[4]。为了实现这一突破，该疫苗的市场化过程打破了传统的模式。在此以前，疫苗一直是因其所预防的疾病（如麻疹、腮腺炎），或因为疫苗的创造者而为人所知。但这种 HPV 疫苗的模式完全不同。它的商品名为加德西（Gardasil），宣传的主要功能为"保护"，不是针对 HPV 病毒或者性传播疾病，而是针对子宫颈癌[5]。按照默克公司总裁的话来说，这种疫苗的市场策略是"完美无瑕的"。在 2006 年，加德西因其凭空地开拓出一个市场而成为制药领域的"年度最佳品牌"[6]。

厂商把 HPV 疫苗当作抗癌疫苗来销售，似乎减轻了父母和大众因其是预防性传播疾病的药物而可能产生的心理反感。但这样做，疫苗公司也避开了公共卫生机构——公共卫生机构会首先对接种该疫苗的风险敏感性提出质疑[7]。可以理解，厂商希望接种疫苗的青少年越多越好。但这个目的的实现，既不划算也不公平[8]。这意味着，厂商没有把注意力放在子宫颈癌死亡率高的特定区域——包括南部的非裔美国人、沿着得克萨斯-墨西哥边界的拉美人和阿帕拉契亚的白人[9]。疫苗的市场策略是假定所有的女孩都有同等的患病风险："你的女儿可能因为子宫颈癌而失去生命"[10]。

由于认识到医生的推荐对一个家庭接受疫苗接种很重要，而医生的推荐也反映了专业医学学会的支持态度，默克公司投入了相当大的资金来资助那些关注青少年和妇女健康及肿瘤学的专业医学协会。这些资金鼓励了很多专业医学协会从事或增加了疫苗接种活动。

Sheila M. Rothman、David J. Rothman，美国哥伦比亚大学医学职业研究所

1. HPV 疫苗

HPV 疫苗的问世经过了 30 年的研究及临床试验。研究人员第一次将 HPV 的感染与宫颈细胞改变联系在一起，并且把 HPV-16 与子宫颈癌的发病机制联系在一起[11,12]。其他的 HPV 亚型是子宫颈癌及肛门癌症的诱因[13]。基于这些发现，默克公司研发了 HPV-16 疫苗。正如 2002 年的报道，注射疫苗的妇女在持续的 17 个月里没有出现顽固的感染。出于对"伦理和科学"的考虑[5]，研究者并没有把子宫颈癌作为结局指标，而是采用了"合理的替代"——持续顽固的 HPV 感染。他们仍然把其研究成果总结为"提高对 HPV 的免疫作用，HPV-16 阴性的妇女可减少他们患子宫颈癌的危险度"[5]。

厂家随后设计生产了可预防 4 种亚型 HPV 病毒的疫苗：HPV-16、HPV-18 两种高风险亚型以及与生殖器尖锐湿疣相关的 HPV-6、HPV-11 亚型[14]。在 12 167 个年龄在 15～26 岁的女性中的测试结果显示，对于那些之前未出现感染的女性，疫苗可以预防其出现顽固的 HPV 感染[15]。这篇文献的结论是："广泛的女性、儿童及青少年疫苗接种预防，可能会大量地减少 HPV-16、HPV-18 相关的子宫颈癌。"[15]

随后的评述更为谨慎。疫苗似乎对危险程度最低的细胞改变最有效，而对已感染的女性并无保护或治疗作用。尽管 HPV-16、HPV-18 和细胞的改变相关，但是"非 HPV 类型的疫苗和细胞改变的相关性也很大"[16]。另外一些评论认为，"新的治疗措施会引发很多科学、医疗、经历以及社会性问题"[17]。

不同的见解也一直都存在。一篇文章报道说，疫苗虽然有益，但反对强制性的接种[18]。另一评论员说，"我相信加德西是可以预防 HPV-16、HPV-18 的，但它能否影响这个国家的子宫颈癌发病率则完全是另一个问题"[19]。一个成本效益分析结果显示，只有在小于 16 岁的青少年女性身上使用并保证其作用可以达 5 年以上，该疫苗在成本效益上才是划算的[20]。随后有评论也说，"我们始终缺乏有效而充分的证据证明它对预防子宫颈癌是有效的"[21]。没有数据可以充分说明：该疫苗的有效作用时间为几年，对自然免疫系统有什么副作用，接种后的女性是否会拒绝进行脱落细胞巴氏染色法的试验，是否会抑制 HPV-16 和 HPV-18。基于这些，这篇文章总结到："由于这么多重要的问题始终未能解决，我们完全有理由对那些大规模的疫苗项目持谨慎态度。"[21]

2. 乙肝疫苗的经验

默克公司是在以前乙肝疫苗经验的基础上建立了 HPV 疫苗的策略框架的。乙肝疫苗最初的市场目标定位比较狭窄。免疫实践顾问委员会（Advisory Committee on Immunization Practice，ACIP）及疾病预防与控制中心（Centers for Disease Control and Prevention，CDC）提出了乙肝疫苗的指南，将目标人群定义为：可能接触到血液或体液的健康工作人员、男男同性恋、静脉吸毒者、拘留所的职工和因犯以及在高危群体中的孕妇[22,23]。疫苗生产商并没有提出，因为乙肝病毒感染可能导致肝硬化和肝癌，所以建议普遍接种疫苗。尽管大多数美国人都处于乙肝病毒感染的低危水平，而且由于患有各种与乙型肝炎相关疾病而濒临死亡（在 1982 年美国有 4000 人死于乙型肝炎相关性疾病），他们也没有质疑 ACIP 的假设。虽然每年有 800 人死于肝癌，但疫苗厂商依然没有建议将疫苗作为抗癌产品[22]。

乙肝疫苗最初并没有被用于高危人群，所以乙型肝炎的发生率并没有下降[24]。一个原因来自于缺乏政府资助项目。正如一个分析家解释说，"那些针对毒贩和男男同性恋提供的服务并不是人群基线项目。"[25] ACIP 对于该结果很失望，在 1991 提出要在婴儿中普遍使用乙肝疫苗。"要在携带乙肝病毒的人具有自主行为能力去传播该疾病之前使用疫苗"[26]。美国儿童学会以及美国家庭医生学会都赞同这项建议。

然而，乙肝疫苗的使用却是滞后的。一项1992年默克公司基金资助的研究报道，三分之二的儿科医生和三分之一的家庭医生认为普遍使用乙肝疫苗是合适的，但只有一半的儿科医生以及四分之一的家庭医生能够熟练运用乙肝免疫标准[27]。单独从业者不愿意囤积乙肝疫苗或者等着保险公司的偿付，并且很多家长反对在免疫接种时间表中添加其他的免疫项目[27]。

1994年，为了减少没有接种疫苗的儿童数目，CDC实施了一个购买乙肝疫苗并向各州或当地的健康卫生部门发放的项目[28]。一旦资金到位且普遍使用乙肝疫苗的建议推广开来，乙肝疫苗的使用量急剧上升。直到2002年，90％的儿童在3岁以前接受过乙肝疫苗[29]。

二、专业医学协会的角色

厂商在HPV疫苗的市场上竭力克服乙肝疫苗曾遇过到的问题：避免将HPV的疫苗适用人群只限制在高危人群当中，而应向所有的女性提供，并确保政府的报销和强制机制。为了这个目标，默克公司资助建立了一些专业医学协会，包括美国妇产科学医学院和若干较小的组织如美国阴道镜宫颈病理检查学会（American Society for Colposcopy and Cervical Pathology，ASCCP）、妇科肿瘤学会（Society of Gynecologic Oncology，SGO）以及美国大学健康协会（American College Health Association）。

1. 美国阴道镜宫颈病理检查学会

ASCCP是接受资助的机构之一，其成员为可以操作阴道镜检查的人，从患者体内提取宫颈组织并进行巴氏试验[30]。将资金投给阴道镜专家用以推广HPV疫苗看似很不同寻常，因为这些临床医生很少有机会对一些关于免疫方面的事情进行推荐或发表相关文章。而且，该疫苗要成为标准的话，接受分析的子宫颈病变数量就应该减少。然而，ASCCP的领导认为疫苗推广是一个把潜在的金融负债转化为资产的机会。他们催促社团成员在同事、立法者以及公众中进行新抗癌疫苗的教育宣传。ASCCP主席——同时也是默克公司的顾问和宣讲局的成员[31]，解释说："2006年将是HPV疫苗新时代的黎明"，需要"一个完全崭新的实践团队去宣传教育HPV和宫颈疾病"[32]。他指出，ASCCP的成员们应当通过健康教育及最新疫苗的使用，来进行预防而非在患病之后进行诊疗[33]。HPV疫苗给了学会一个新的使命："我们的学会是蓬勃的朝阳而非昏沉的落日……我们在崛起！"[32]

在HPV疫苗厂商提供的基金支持下，ASCCP创立了一个"向教育者提供健康教育"的项目，培训一批可推动疫苗使用的人员，尤其是在那些"更缺乏HPV疫苗相关知识的临床医生的小中型城市"。在长达一整天的活动中，参与者会收到一个题为"HPV和新型HPV疫苗项目"的资料册和一个刻有173张幻灯片的光盘。这个资料册的大致意思是："参与ASCCP训练的人员将会讨论每张幻灯片里陈述的关键观点。你也会学习到如何去进行富有成效的陈述的训练。在训练结束的时候，你会对你手上的材料很满意，并且可以在你自己的社区里进行宣教。"[10]

ASCCP还专门成立了一个特定产品解说员支持中心，提供给完成课程和进行过演说的成员注册。显然，其目的是"帮助支持后续项目"。但是这个中心的另一个功能是为了向公司展示其投资价值。正如资料册综述里所说的，虽然ASCCP没有提供继续医学教育（Continuing Medical Education，CME）的学分，但是它会通过"查房、在职机会、患者教育论坛、风险管理和质量提升会议、专业的协会或学会会议"等安排由CME认可的课程。ASCCP会维持这个解说员支持中心，这个中心接下来会与"行业赞助商、医院、医疗协会以及其他能促进地方演讲的机构"分享这些注册的教育人员。"ASCCP之友"里提到，到2007年7月为止，参与的人员已经对超过11 000名的专业人员演讲过。"这些经过训练的演说员帮助各州的医生和训练有素的临床医生更好地了解了HPV即将上市，以及新疫苗及试验方法进入市场的价值。"[10]

具有半技术性半公关性的演讲资料册被分成九个模块，这样能使演讲者针对不同群体——包括儿科医生和妇科医生——进行不同的演说（第1张幻灯片[10]）。模块4里第42张幻灯片讨论了HPV感染的自然史："了解感染的自然史是很重要的，这能使我们了解谁是疫苗的受众，同时也可以与患者和其父母谈论是否需要接种疫苗。"

模块1中的第2张幻灯片"全球卫生里疫苗的影响"解释说，这一章的幻灯片是给普通群众和那些日常中没有接触疫苗的内科医生准备的。第3张幻灯片提到，在1900年，因白喉病死的人数超过了癌症，但是到了20世纪90年代，每年平均增长仅有3例。小儿麻痹症也是一个很好的例子，证明了疫苗的有效性。根据幻灯片所说，在1954年，在美国发生了18 000例小儿麻痹症，而在2005年，在美国已经一个病例都没了（第4张幻灯片）[10]。

接着幻灯片切换到子宫颈癌。它告诉医生和普通群众，正如疫苗对传染性疾病的作用一样，HPV疫苗对子宫颈癌也同样重要。它把"常规宫颈涂片检查"描述为一个"主要的技术"。幻灯片里继续讲，"HPV疫苗是另一个主要的技术"（第16张幻灯片）[10]。子宫颈癌筛选被视作"第二道防线"，去识别身体的早期病变；而HPV疫苗是最初的防线，它可以消除子宫颈癌的病因（第13张幻灯片）[10]。第68张幻灯片提到，在美国只有4400名妇女死于这种疾病，但是同时也说道，"在美国每天有13名女性死于此病。"根据第65张幻灯片，在世界范围内，因患癌症致死的妇女中子宫颈癌是第二病因。在2000年有233 000名妇女死于子宫颈癌。

演讲资料册也提到了这些数据都是最新的，来自厂商未公开发布的数据。题名为"HPV疫苗的潜在影响"的一章提到了乙肝病毒的经验，"一些参与美国子宫颈癌筛查项目的临床医生对HPV疫苗的必要性有疑问（第113张幻灯片），它是高成本效益的吗？答案是：其他的疫苗是为一些不那么寻常的疾病（如轮状病毒、脑膜炎）而存在，而很多新的疫苗也不便宜（第119张幻灯片）"[10]。虽然没有对HPV疫苗价格的估计，但是它提到，一剂脑膜炎疫苗为82美元。值得注意的是，HPV疫苗三次接种共需花费360美元[34]。

演讲资料册鼓励演讲者和他们的听众一起"说服州政府和联邦机构、保险机构支付HPV疫苗的花费，说服州政府授权使用"（第131张幻灯片）。"我们之中所有与子宫颈癌相关的人都需要对州政府和地方政府做工作，以确保接种HPV疫苗能得到资助。"（第128张幻灯片）[10]。

演讲资料册也提出了关于如何更好地教育大众的意见。例如，年老的妇女可能认为她们没有患病风险，但是年龄的增长和婚姻的模式使她们的患病概率增大。"现如今，超过一半的美国女性在30岁或者年龄更大的时候结婚，而不到25%的女性在25岁以下结婚。显然很多未婚女性有多个性伴侣，且她们的性伴侣也有多个性伴侣，这样就使她们有感染HPV的风险（第162张幻灯片）。"此外，父母们还没有意识到他们的子女在性方面是多么活跃。"有些父母相信可以等以后再给子女接种HPV疫苗。很多父母没有意识到他们的孩子在高中的时候就已经有性行为了（第142张幻灯片）"。结果，因为父母不喜欢谈论一个针对性传播疾病的疫苗，"而对HPV这样通过性传播的疾病不予重视（第154张幻灯片）"[10]。

尽管演讲资料册里的有些幻灯片提到了子宫颈癌发生率的不平衡分布，但是这份材料仍没有把注意力集中到那些高风险人群的需求。相反，在最后一些幻灯片里建议：超过26岁的女性就算接触过HPV病毒，也可要求接种这种疫苗。在这种情况下，资料让内科医生不要小视疫苗的功效，并且告诉患者，她们或许并未接触过 HPV－16 和 HPV－18 病毒。"有理由质疑，我们为什么要拒绝向那些更为年长、性行为活跃的女性提供安全且高效的疫苗。"（第 157 张幻灯片）[10]。

2. 妇科肿瘤医生学会

另一个由 HPV 疫苗厂商资助的团体是妇科肿瘤医生学会。妇科肿瘤医生学会成立于 1968 年，是一个由治疗生殖系统癌症的产科和妇科医生组成的亚学科专业机构[35]。像其他专业医学协会一样，妇科肿瘤医生学会也帮助成员获得更多的利益。比如说，他提出患者转诊的指南，使联邦医疗保险为本专业报销更高的比例[36]。它也寻求医疗培训并增加科研经费，特别是为了能在早期发现卵巢癌症[37]。

尽管有这些努力，但作为一个分专业机构，妇科肿瘤医生学会还是更关心它自己的未来。2001 年，妇科肿瘤医生学会主席在演讲中提到，现在的外科手术、放射治疗和化学治疗的工具，"从未来看来就将像是粗糙且原始的遗迹，我们不能让这些把我们的未来之路给毁掉"[39]。创新治疗的发展将意味着我们会见证从以外科手术为主的治疗方式到基于药物的转变[38]。这个观点的一个例子就是：HPV 疫苗在防治子宫颈癌上的作用[38]。

为了增加事业经费，2006 年成立的妇科肿瘤医生学会实际上变成了一个 HPV 疫苗演讲者的办事处[39]。由默克还有葛兰素史克等公司资助的"内科医生教育意识活动"在一个"教育资源"的专家组监督下进行[39-40]。这个专家组的成员——有些人与默克公司有经济上的联系——制定课程模块，向演讲者（16 个州的 34 名演讲者）分发演讲材料[41-42]。他们预期的听众是内科医生和其他健康方面的专家[40]。

妇科肿瘤医生学会的培训材料缺乏谨慎的说明。举个例子，在问答的部分，在开头经常这样问："为什么这种疫苗很重要？"答案是在重复厂商的解释："这是第一种针对抗癌的疫苗。"[43] 在问到子宫颈癌的发生概率时，回答时首先提到世界范围内的发生率，然后宣称，这种疾病"经常威胁到年轻的女性，夺取了很多妇女的性命或者让她们失去了成为一个母亲的愿望。"[43] 它没有把有关子宫颈癌的发生率和结果的不同数据包括进去。这一部分也没有包括如"我还需要做巴氏试验吗？""这个疫苗的效用会维持多久？""这个疫苗已经使用多久了？"以及"接种疫苗的风险会大于好处吗？"等问题。

接下来，妇科肿瘤医生学会做了一个幻灯片并提供给所有的成员，请成员做宣讲者，并提醒他们与默克公司的协议。"他们要向妇科肿瘤医生学会报告他们何时何地做了演讲。这个特殊的要求很重要，因为这是妇科肿瘤医生学会和默克公司之间关于教育项目的赞助计划的一部分。"[10] 妇科肿瘤医生学会也已经计划开展下一个活动——"基于消费者的推广活动"。

3. 美国大学健康协会

美国大学健康协会成立于 1920 年，他把自己定位为"高等院校健康的主要倡议者和领导机构"[44]。他的成员给学生提供卫生保健，包括接种疫苗等。他也希望"主动发展合作性的、建立同盟或者有基金赞助的机会。"[45]

在疫苗厂商的资助下，美国大学健康协会为临床医生做了一个 HPV 疫苗工具包，里面包括谈话的重点、给学生和其父母的邮件的样本、释放压力的例子和公共服务声明[46]。如果问一个女学生是否性活跃时得到了"不"的回答，此工具包建议临床医生向她解释说 HPV 疫苗对她是最有好处的；如果她是性活跃的，则建议临床医生跟她说她可能并未感染全部四种病毒[46]。

在给学生的信或电子邮件里的样本宣称：有一种新型疫苗"可以保护你免受 HPV 感染，且能够拯救你的生命"[46]。它罗列了大学生日常生活中所担心的事务——约会、考试、室友——然后宣称，"现在你们再也不用担心这些事了，这可是件大事。为什么我们要担心子宫颈癌呢？"进行公共服务宣传的样本里重复着这样的信息："女士们，你们在担心考试……担心下一次约会，但有些事儿你们再也不用担心——它可以挽救你的生命。"[46]在给父母们的信里是这样写的："她会得到好成绩吗？她会经常打电话回家吗？还有一件担心的事儿就是子宫颈癌……鼓励你的女儿更加明智，到学生健康服务中心接种疫苗，这样可以拯救她的生命。"[46]这些例子并未提到默克公司的资助。

在 2006 年 10 月，美国大学健康协会做了一个由公司赞助的网络广播——"HPV 疫苗最新信息"[47]。有 350 名成员浏览了这个网络广播，其中 120 名获得了继续教育学分。11 名网络广播的演讲者和 5 名项目委员会成员中，有的人从公司那里得到了报销费用，有的人参加了演讲局，或者两者兼得。然而，美国大学健康协会只要求关系公开，"参与者仍需判断，当事人的外部利益是否反映了潜在的偏见。"[48]

三、结论

HPV 疫苗的营销过程说明，医药公司的活动在正确使用疫苗、保护青少年健康方面大打折扣。把这种疫苗的目标定位为子宫颈癌，在最大程度上低估了 HPV 的性传播，夸大了子宫颈癌对青少年的威胁，而实际上又忽略了感染风险最高的亚人群。

这些由专业医学协会发表的观点引起了人们的担心。专业的医学协会有义务给其成员提供有事实依据的数据，这样他们才能如实告知患者相关的风险和好处。出于这样的目的，专业医学协会应该把他们与制药公司的关系更加透明化，公开他们为了更好地推销产品而接受的资助和技术支持[49]。在任何情况下，专业医学协会都不应该设立特定产品的演讲局，不应该接受资助者要求必须向其汇报活动的项目。对专业医学协会而言，倡导接种疫苗，造福公众健康很重要，但这种推介必须合理，疫苗的使用必须讲求效益，否则就难以增进青少年及其他人群的健康和生活质量。

参考文献

[1] Lawrence RS，Gootman JA，Sim LJ. Adolescent health services：missing opportunities. Washington，DC：National Academies Press，2009.

[2] US Food and Drug Administration. FDA licenses new vaccine for prevention of cervical cancer and other diseases in females caused by human papillomavirus. （2006 - 6 - 8）［2008 - 10 - 31］. http：//www. fda. gov/NewsEvents /Newsroom/PressAnnouncements/2006/ucm108666. htm.

[3] Merck. 2007 Annual review：driving growth with our commitment to vaccines. http：//www. merck. com/finance/annualreport/ar2007/vaccines. html.

[4] Centers for Disease Control and Prevention. Vaccination coverage among adolescents aged 13 - 17 years—United States，2007. MMWR Morb Mortal Wkly Rep，2008，57（40）：1100 - 1103.

[5] Koutsky LA，Ault K，Wheeler C，et al. Proof of principle study investigators. A controlled trial of a human papillomavirus type 16 vaccine. N Engl J Med，2002，347（21）：1645 - 1651.

[6] Herskovits B. Brand of the year. Pharm Exec，2007，27（2）：58 - 65.

[7] Vetter KM，Geller SE. Moving forward：human pap-illoma virus vaccination and the prevention of cervical cancer. J Womens Health（Larchmt），2007，16（9）：1258 - 1268.

［8］ Persad G，Wertheimer A，Emanuel EJ. Principles for allocation of scarce medical interventions. Lancet，2009，373（9661）：423－431.

［9］ Freeman HP，Wingrove BK. Excess cervical cancer mortality：a marker for low access to health care in poor communities. Rockville，MD：National Cancer Institute，Center to Reduce Cancer Health Disparities，2005.

［10］ Institute on Medicine as a Profession. HPV vaccine sources. ［2009－8－30］http：//www. imapny. org/usr _doc/HPV_vaccine_sources. pdf.

［11］ Crum CP，Ikenberg H，Richart RM，et al. Human papillomavirus type 16 and early cervical neoplasia. N Engl J Med，1984，310（14）：880－883.

［12］ Dürst M，Gissmann L，Ikenberg H，et al. Papillomavirus DNA from a cervical carcinoma and its prevalence in cancer biopsy samples from different geographic regions. Proc Natl Acad Sci USA，1983，80（12）：3812－3815.

［13］ Walboomers JM，Jacobs MV，Manos MM，et al. Human papillomavirus is a necessary cause of invasive cervical cancer worldwide. J Pathol，1999，189（1）：12－19.

［14］ Bock P. From virus to vaccine. Seattle Times. （2007－10－5）［2009－7－20］http：//www. bommergirl. com/stories/2007/oct05/virus_vaccine/? print.

［15］ Future II Study Group. Quadrivalent vaccine against human papillomavirus to prevent high－grade cervical lesions. N Engl J Med，2007，356（19）：1915－1927.

［16］ Sawaya GF，Smith-McCune K. HPV vaccination—more answers，more questions. N Engl J Med，2007，356（19）：1991－1993.

［17］ Baden LR，Curfman GD，Morrissey S，et al. Human papillomavirus vaccine—opportunity and challenge. N Engl J Med，2007，356（19）：1990－1991.

［18］ Gostin LO，DeAngelis CD. Mandatory HPV vaccination：public health vs private wealth. JAMA，2007，297（17）：1921－1923.

［19］ Carreyrou J. Viral marketing：questions on efficacy cloud a cancer vaccine；Merck predicts big fall in cervical lesions，but data are complex. Wall Street J，2007，4：A1.

［20］ Kim JJ，Goldie SJ. Health and economic implications of HPV vaccination in the United States. N Engl J Med，2008，359（8）：821－832.

［21］ Haug CJ. Human papillomavirus vaccination—reasons for caution. N Engl J Med，2008，359（8）：861－862.

［22］ Centers for Disease Control. Recommendations of the Immunization Practices Advisory Committee（ACIP）：inactivated hepatitis B virus vaccine. MMWR Morb Mortal Wkly Rep，1982，31（24）：317－322，327－328.

［23］ Centers for Disease Control. Prevention of perinatal transmission of hepatitis B virus：prenatal screening of all pregnant women for hepatitis B surface antigen. MMWR Morb Mortal Wkly Rep，1988，37（22）：341－346，351.

［24］ Sharfstein J. Kids first? How vaccination politics undermine public health. Am Prospect，2000，11（12）：15－18.

［25］ Allen A. Vaccine：the controversial story of medicine's greatest lifesaver. New York：WW Norton& Co，2007.

［26］ Centers for Disease Control. Hepatitis B virus：a comprehensive strategy for eliminating transmission in the United States through universal childhood vaccination：recommendations of the Immunization Practices Advisory Committee（ACIP）. MMWRMorb Mortal Wkly Rep，1991，40（RR－13）：1－19.

［27］ Freed GL，Bordley WC，Clark SJ，et al. Universal hepatitis B immunization of infants：reactions of pediatricians and family physicians over time. Pediatrics，1994，93（5）：747－751.

［28］ Orenstein WA，Douglas RG，Rodewald LE，et al. Immunizations in the United States：success，structure，and stress. Health Aff（Millwood），2005，24（3）：599－610.

［29］ Centers for Disease Control and Prevention. Hepatitis B vaccination—United States，1982 - 2002. MMWR Morb Mortal Wkly Rep，2002，51 (25)：549 - 552，563.

［30］ American Society for Colposcopy and Cervical Pathology. About ASCCP. （2008 - 11 - 6）［2009 - 5 - 20］ http：//www. asccp. org/about. shtml.

［31］ Ault KA，Giuliano AR. The expanding benefits of HPV vaccination：update on clinical data and expert panel discussion CME. ［2009 - 1 - 5］ http：//www. medscape . com/view/program/17005.

［32］ Spitzer M. A message from the president. （2006 - 3 - 17）［2008 - 11 - 5］ http：//www. asccp. org/pdfs/member/spitzer _ flyer. pdf.

［33］ Spitzer M. Are we failing our adolescent patients? J Low Genit Tract Dis，2007，11 (3)：133.

［34］ Kaufman M. FDA approves vaccine that should prevent most cervical cancers. Washington Post. （2006 - 6 - 9）［2009 - 7 - 23］ http：//www. washingtonpost. com/wp-dyn/content/article/2006/06/08/AR2006060800865. html.

［35］ Society of Gynecologic Oncologists. History of SGO：origins of the society. ［2008 - 11 - 6］ http：//www. sgo. org/content. aspx? id＝256.

［36］ Karlan BY. Evolution through intelligent design. Gynecol Oncol，2006，102 (1)：1 - 4.

［37］ National Cancer Institute. New directions in ovarian cancer research：report of the strategic planning conference. Washington，DC：National Cancer Institute，1997：1 - 33.

［38］ Runowicz CD. Surgery "arn't" going to cut it：are we ready? Gynecol Oncol，2002，84 (3)：357 - 359.

［39］ Society of Gynecologic Oncologists. Raising awareness of gynecologic cancers through physician education. （2007 - 5 - 25）［2008 - 7 - 12］ http：//www. sgo. org/content. aspx? id＝392.

［40］ Society of Gynecologic Oncologists. Education resource panel. ［2008 - 7 - 12］ http：//www. sgo. org/content. aspx? id＝984.

［41］ Society of Gynecologic Oncologists. Corporate sponsorship opportunities. ［2008 - 8 - 17］ http：//www. sgo. org/content. aspx? id＝766.

［42］ Society of Gynecologic Oncologists. HPV—cervical cancer vaccine speakers. ［2008 - 7 - 15］ http：//www. sgo. org/content. aspx? id＝656.

［43］ Society of Gynecologic Oncologists. FAQ—cervical cancer vaccine. ［2008 - 7 - 12］ http：//www. sgo. org/content. aspx? id＝394.

［44］ American College Health Association. American College Health Association：voice of expertise in college health ［brochure］. ［2008 - 11 - 6］ http：//www. acha. org/about _ acha/ACHA _ WhoWeAre. pdf.

［45］ American College Health Association. Vaccine-Preventable Diseases Advisory Committee. ［2008 - 7 - 9］ http：//www. acha. org/about _ acha/ctfs/com _ vaccine. cfm.

［46］ American College Health Association. HPV Vaccine Toolkit. ［2008 - 11 - 6］ http：//www. acha. org/hpv _ vaccine/.

［47］ American College Health Association. Free webcast：HPV vaccine update. （2006 - 11 - 8）［2008 - 7 - 9］ http：//www. acha. org/HPVwebcast/index. cfm.

［48］ American College Health Association. ACHA Year in Review. ［2008 - 7 - 9］ http：//www. acha. org/AnnualMeeting07/docs/ACHA _ Year％20in％20Review％202006 - 2007. pdf.

［49］ Rothman DJ，McDonald WJ，Berkowitz CD，et al. Professional medical associations and their relationshipswith industry：a proposal for controlling conflictof interest. JAMA，2009，301 (13)：1367 - 1372.

临床医疗中利益冲突的管理：一项美国医学院校中相关政策的全国性调查

Susan Chimonas，Lisa Patterson，
Victoria H. Raveis 和 David J. Rothman

一、概况

在过去的十年中，医学界的研究和媒体对临床中的利益冲突的关注日益增多。之前，人们主要关注的还是临床试验中的利益冲突问题[1-9]。而现在，我们开始关注利益冲突对医学临床的影响，这种新的兴趣反映了某些进展：首先，在 20 世纪 90 年代初，一系列研究表明，医药公司送给医生的礼品和酬金已经在深刻地影响着他们的信仰和行为[10,12,15-18]。其次，媒体无情地揭露医药公司和医生之间的紧密纽带是如何不正当地影响到了患者治疗[11,12,14,19]。再次，一系列备受关注的司法案例将医药公司向医生非法营销，包括医生受到诱导而开具该公司药品处方等行为，放到了聚光灯之下[11,12,20]。

结果，有几个声名卓著的组织由于担心科学诚信和医师职业精神，开始介入并评估临床利益冲突管理指南。2006 年 1 月，医师职业精神研究所（Institute on Medicine as a Profession，IMAP）和美国内科学委员会（American Board of Internal Medicine，ABIM）在美国医学会期刊上发表文章，敦促学术医学中心（academic medical center，AMC）带头有所作为，减少医药企业在临床医疗上的不当影响。2008 年 6 月，美国医学院校协会（Association of American Medical Colleges，AAMC）发布了一份关于通过医学教育管理临床医疗利益冲突的特别委员会的报告[21]，紧接着，医学研究所（Institute of Medicine，IOM）在 2009 年 1 月提出了具体方案[1]。

ABIM-IMAP、AAMC、IOM 所发表的建议极其一致。关于医药企业和医师之间的关系，这三个机构提出了具体的政策建议，包括限制礼物、请客吃饭、代笔、演讲酬金，建立中心存储库，专门存放医药公司送来的药品样品和资助，并将咨询和研究合同充分公开。他们的提议仅存在细微的差别，例如，ABIM-IMAP 提到学术医学中心应该禁止医生获得演讲酬金，而 IOM 和 AAMC 则是"强烈反对"这种行为。

基于 ABIM-IMAP、AAMC 和 IOM 的报告，对于 AMC 应当如何管理临床医疗中的利益冲突这个问题，逐步达成了清晰的共识，因此，这三家机构的建议在医学刊物上得到了广泛讨论，甚至《纽约时报》（New York Times）也开始公开赞同 ABIM-IMAP 的主张[22]。

然而，尽管对这一问题的关注在不断增多，但是积极制定管理规章的医学院校仍鲜为人知。有传闻说许多医学院校已应该考虑制定这类政策，可是，有多少医学院校已经这样做了，至今没

Susan Chimonas，美国哥伦比亚大学医学职业研究所；Lisa Patterson，美国哥伦比亚大学医学职业研究所；Victoria H. Raveis，纽约州立大学牙科学院；David J. Rothman，美国哥伦比亚大学医学职业研究所

有可靠的全国性的统计数据。美国医学生协会（American Medical Student Association，AMSA）采用 ABIM-IMAP 的建议开发了"计分卡"，给医学院校的政策进行字母评级。这一活动大大吸引了媒体方面的关注，推动了变革的发生。从方法论方面看，"计分卡"研究项目尚存在一定缺陷，因此，难以作为研究的数据来源。例如，如果不对美国医学生协会所要求的信息做出回应，就会被记作不及格，而不是被放到不回应的那一类。此外，AMSA 如何来确定医学院校的政策"不可能对行为产生实质性的影响"，这一点也很不明确[23]，因为这个项目并不是考察他们的贯彻情况的。

为了得到更可靠的数据，我们希望摸清美国医学院校都制定了哪些相关政策，以及与 ABIM-IMAP、AAMC 和 IOM 所制定的推荐规范相比，这些政策到底怎样。估计今后会有许多要求改变的呼求，我们尝试建议一个未来研究的基线。我们还建立了一个临床利益冲突政策的数据库，致力于鼓励医学院校对他们的政策进行完善。

二、方法

1. 样本

我们询问了全美 125 所具有博士授予资格的医学院院长和法规依从办公室官员。我们首先通知院长们这个项目的目的，并请他们注意这份问卷调查将会寄送至他们学校的法规依从办公室官员那里，由他们来完成。然后法规依从办公室官员们会收到一封信。信中会描述这项研究，还包含一份纸质调查问卷，以及一个附有密码的网上链接，以便他们能够在线完成调查问卷，并将相关政策上传过来。

2. 研究设计

这份问卷涉及医学院校在临床利益冲突问题的 11 个主要方面所制定的政策：

（1）医药公司的礼物。

（2）医药公司提供餐食。

（3）药商提供的药品样品。

（4）跟药商联系接触。

（5）关于药事管理委员会的管理政策（药事管理委员会为正式的决策主体，通常由医生和药剂师组成，并监督药品的采购）。

（6）医药公司支持医学继续教育。

（7）咨询协议。

（8）酬金谢礼。

（9）医药公司捐资奖学金、进修学习和旅游。

（10）医药公司人员为医生代笔写文章。

（11）医生加入医药公司的演讲局（由医药公司对医生培训，并给医生付费，让他就某一特定主题进行演讲，通常会使用幻灯片或其他由医药公司提前准备好的资料）。

调查问卷对每个方面都提供了固定选择作为回答（是、否、进行中或计划中）。我们要求受访者提供所有相关政策文件的复印件。我们不要求他们评估自己学校政策的力度和有效性。该研究获得了哥伦比亚大学伦理审查委员会的批准。我们并没有给参与者提供任何金钱激励。

3. 数据的收集

我们最早是在 2007 年 10 月开始与各大医学院院长（通过邮件）和法规依从办公室官员（通

过邮件）取得联系的。没有回应的法规依从办公室官员随后会收到一封电子邮件，还有一封由联邦快递递送的邮件。最后一轮调查通过电话进行跟进。这项研究在 2008 年 12 月 31 日结束。

4．措施和变量

这个项目涵盖了临床利益冲突的 11 个主要方面，这些方面是 IOM、AAMC 和 ABIM-IMAP 公认的最重要的问题（表 1）。问卷要求受访者说明他们学校在这些方面是否有正式的政策出台，并督促他们附上所有相关政策的复印件。

5．政策的编码和分析

根据 ABIM-IMAP、AAMC 和 IOM 的推荐建议，我们设计了一个编码系统来测评医学院管理临床利益冲突的政策的力度。这些建议要求学校：①禁止收受医药公司的礼品、请客吃饭和代笔；②禁止或强烈反对医生加入医药公司的"演讲局"；③建立中心存储库，专门存放医药公司送来的药品样品和资助；④要求药事管理委员会成员必须不涉及利益冲突；⑤要求医药公司提供的酬金和咨询合同做到完全公开透明。本文的两名作者（S. Chimonas 和 D. J. Rothman）在十多家医学院校进行了集中的田野调查，对范例政策中的明示和特定元素进行了确认[20,24,25]。

对于其中 9 个方面，我们设计了四种编码：0（没有相关政策），1（宽松的、松散的政策），2（中等程度的政策），3（严格的政策）。对于其他两个方面——医学继续教育和代笔问题，我们做出如下编码：0（无政策），1（宽松的或中等程度的政策），3（严格的政策），因为 2（中等程度的政策）和 1（宽松的或松散的政策）之间不存在显著差异（完整的编码表请参见 www.imapny.org，研究报告的在线增补数字表 1 请见 http：//links.lww.com/ACADMED/A39）。

关于礼品的编码说明为：3：严格的政策，禁止任何礼品或礼金，无论金额大小。2：适度的政策，在接受礼金上加以一定限制。1：宽松的政策，没有或者很弱的关于礼金的限制，仅建议或要求公开。0：无政策。

表 1　医学院校管理临床利益冲突的国家建议，2009

政策方面	ABIM-IMAP	AAMC	IOM
送礼物	禁止	禁止	禁止
请客吃饭	禁止	禁止	禁止
提供药物样品	存入中心存储库	存入中心存储库	存入中心存储库
与医药代表接触	登记、限制或培训	登记、限制或培训	登记、限制或培训
药事管理委员会	委员会成员应不涉及利益冲突	委员会成员应不涉及利益冲突	委员会成员应不涉及利益冲突
继续医学教育顾问	存入中心存储库	存入中心存储库	存入中心存储库
咨询顾问	公开透明	公开透明	公开透明
业务酬金	公开透明	公开透明	公开透明
奖学金或旅行费用	存入中心存储库	存入中心存储库	存入中心存储库
代笔	禁止	禁止	禁止
演讲局	禁止	强烈反对	强烈反对

现提供一个"严格的"礼品管理制度的例子。在马里兰大学医学院，学院全体职员和学生，无论是在校内或者其他任何地点，都不能接受任何医药公司的礼品。

关于药事管理委员会会员的编码说明为：3分：严格的政策，任何涉及利益冲突的委员个人，不可在药事管理委员会中任职，或必须披露利益冲突，并不能在此委员会中任职；2分：适度的限制，有条件地信息披露和（或）不能在此委员会中任职；1分：宽容的/或较弱的政策，在参加药事管理委员会会员方面没有限制；0分：没有政策。

以下是一个有严格管理药事管理委员会的政策的例子。耶鲁大学医学机构规定：凡在药品、设备批准或购买、与医药公司进行合同谈判等方面参与机构决策的医生，必须不能和可能从机构决策中获益的医药公司之间存在任何经济利益关系（如股权、在顾问委员会中任职并领取报酬、有偿咨询或其他经济关系）。

所有的政策总结都是由一个研究员（L. Patterson）和一个研究助理独立编码的。编码分数的差通过与项目负责人讨论解决（S. Chimonas）。

有些学校在他们的调查问卷中表明，他们的政策制定"正在进行中"。这种情况包括某些学校正在对现有政策进行反思和修改，也有一些学校正在制定新的临床利益冲突管理的政策。对于前者，我们只对当前的即定政策进行编码。对于后者，即那些还没有正式通过或起草政策的学校，我们认为是"没有政策"。

我们还通过观察这11项临床利益冲突的得分，在体制层面评估了政策的力度。

我们进行了机构属性的编码：①机构类型：编码为"1"（公立），编码为"2"（私立）；②医院所有权：编码为"3"（完全私有），编码为"2"（附属的），编码为"1"（混合型）。

美国国立卫生研究院（National Institutes of Health，NIH）2007年的资助金额仅包含研究项目资助和合同资助。然而，据我们所知，这是最完整的医学院校公共研究资金的索引。

6. 数据分析

我们假设，那些科研密集型的机构（根据NIH资助的评估）可能更倾向于制定更严格的政策，因为他们的声誉和对利益冲突的关注来自于州和联邦管理者。我们也假设，公立机构会比私立机构更倾向于制定严格的管理临床利益冲突的政策，因为我们假设更多的研究密集型机构，像NIH基金评估的那样，更加可能有严格的政策，因为各州都有关于公共决策中利益冲突的法律[26]。同样的，我们假设拥有自己医院的医学院将会比附属于医院的医学院有更严格的政策，因为临床利益冲突会导致医生开更加昂贵的处方，管理利益冲突会带来直接的受益[26]。

我们使用 χ^2 检验和单因素方差分析对变量（公立医院、私立医院、全权所有医院和附属医院，NIH资助水平高低）是否与管理临床利益冲突的政策力度的差异有关。采用 $P=0.05$ 来检验是否具有统计学意义。我们使用SPSS 19进行分析。

三、结果

125所具有医学博士授予资格的医学院校中，有77所（即62％）给予了回应。

在评估医学院校的政策时，我们首先分析这些医学院校中有多少已经有或者正在考虑制定管理临床利益冲突的例子（表2）。关于表2提问的内容是："贵校是否有涵盖以下领域的正式政策？"大多数医学院校回馈称，他们已经批准通过了相关政策，涉及医药公司礼品、请客吃饭、与药商接触、资助医学继续教育、咨询和酬金等方面。那些既没有即定政策也没有考虑制定政策的医学院在不同方面比例不同，在咨询和酬金方面，为 8％；在代笔方面，为 46％。还有一些"正在进行中"的医学院校，他们在临床利益冲突管理政策的 11 项内容上，大体比例为 17％～29％。

表 2　2007 年 10 月至 2008 年 12 月 77 所医学院校临床利益冲突政策情况

比例（％） 政策领域	回答"否"	回答"是"	回答"在进程中"
送礼物	44（57）	11（14）	22（29）
请客吃饭	44（57）	12（16）	21（27）
与医药代表接触	42（55）	17（22）	18（23）
提供药物样品	34（44 ）	24（31）	19（25）
药事管理委员会	32（42）	32（42）	13（17）
继续医学教育	42（55）	14（18）	21（27）
咨询顾问	54（70）	6（8）	17（22）
业务酬金	54（70）	6（8）	17（22）
奖学金或旅行资助	34（44）	21（27）	22（29）
代笔	18（23）	38（49）	21（27）
演讲局	31（40）	24（31）	22（29）

我们接下来分析了参与调查的学校提交给我们的管理临床利益冲突政策，并进行编码，以此评估他们的政策与 ABIM-IMAP、IOM 和 AAMC 推荐规范相比的力度。我们发现，不同的医学院校在 11 项内容的严格政策上的频率差别巨大（表 3）。严格程度最高的方面分别是：医药公司送礼（30％）、请客吃饭（26％）、药事管理委员会（22％）、代笔（22％）。严格程度最低的几项是咨询顾问（1％）、业务酬金（3％），以及参加演讲局（4％）。在代笔方面，"没有相关政策"是最普遍的现象（70％），其次是提供药物样品（48％）、与医药代表接触（40％）、继续医学教育、奖学金或旅行资助（36％）以及提供餐食（29％）。

只有获得 NIH 资助水平高低和管理临床利益冲突政策的力度呈正相关，其他如公立、私立、有没有拥有医院，则与管理临床利益冲突政策的力度之间的关联都没有呈现出统计学意义（表 4）。

每个学院个别政策的编码会平均下来以估算其整体力度，或称"平均政策强度"。例如，有最高总体政策的机构在提供样品、咨询顾问和业务酬金领域的编码为"2"，在其他领域的编码为"3"。这些编码的平均值就是平均政策强度，为 2.7 分。

图 1 显示出我们例子当中的平均政策强度分数的分布，其平均分是 1.2 分（中位数是 1.4 分）。

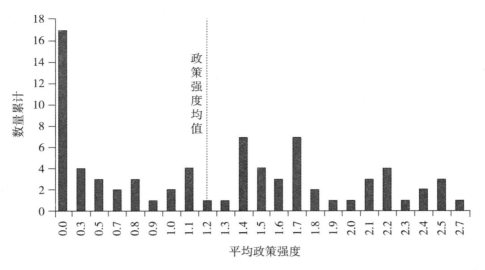

图1 医学院校的平均政策强度得分分布（2007年10月到2008年12月）

此图显示了样本中77所医学院校平均政策强度得分的分布，变化范围是0～2.7分，平均政策强度得分均值是1.2分

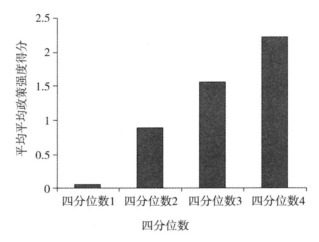

图2 医学院校的平均政策强度得分，由四分位数提供（2007年10月到2008年12月）

此图显示了样本中77所医学院校的平均平均政策强度得分。以升序排列，每个四分位数的平均平均政策强度得分分别是0.06、0.89、1.55和2.22

四、讨论和结论

我们的分析为医学院校管理临床利益冲突政策提供了第一个全面的概述。我们的发现表明，直至2008年12月，美国医学院校在临床利益冲突的管理政策方面是非常欠缺的。在临床利益冲突的11个方面中，有7个方面都缺少相关政策，这一点非常普遍。即使是在管理比较严格的领域，如在收受医药公司的礼品和有偿咨询方面，"没有政策"的比例分别是25％和23％。

表 3　2007 年 10 月到 2008 年 12 月 77 所医学院校处理临床利益冲突政策的力度

临床利益冲突	有以下力度政策的学院的数量及百分比			
	无政策	自由的	适度的	严格的
送礼物	19（25）	9（12）	22（29）	23（30）
请客吃饭	22（29）	11（14）	21（27）	20（26）
与医药代表接触	31（40）	2（3）	25（32）	15（19）
提供药物样品	37（48）	13（17）	9（12）	13（17）
药事管理委员会	37（48）	3（4）	9（12）	17（22）
医学继续教育	24（31）	36（47）	n/a	12（16）
咨询顾问	18（23）	11（14）	39（51）	1（1）
业务酬金	22（29）	14（18）	24（31）	2（3）
奖学金或旅行资助	28（36）	9（12）	16（21）	14（18）
代笔	54（70）	2（3）	n/a	17（22）
演讲局	35（45）	20（26）	14（18）	3（4）

在制定政策时，代笔是最容易受到忽视的一个方面：样本中 70% 的医学院校没有相关的管理政策。然而，当他们制定相关政策时，又往往十分严格：在 19 项我们收到的关于代笔的政策中，17 项（89%）是禁止代笔的，剩下的 2 项不鼓励代笔。最近医学研究中代笔现象比较猖獗，这表明更多的医学院校应该出台政策制止这种行为[27-29]。

我们的发现也表明，许多学校不愿意对医生和医药公司之间的交流加以限制，只要他们不在医院内部或医生岗位上进行就行了。诸如对于有偿咨询、业务酬金和演讲局这些在医院外部进行的活动，只有非常少的医院采取了严格的政策（5%）。而对那些通常发生在医学院内部或直接跟医学院相关的行为，医学院校通常也制定了更为严格的管理政策，如收受医药公司的礼品（30%）、请客吃饭（26%），在药事管理委员会中供职（22%），与医药代表接触（19%），提供奖学金或旅行费用（18%），提供药物样品（17%）以及医学继续教育（16%）。这种差异可能会促使医药公司改变策略，寻求在医院和岗位之外进行营销。

表 4　医学院得到的 NIH 的平均资助金额（2007 年 10 月至 2008 年 12 月）

政策问题	各组平均值				F	df
	无政策	自由的	适度的	严格的		
送礼物	$ 41 324 629	$ 77 487 389	$ 130 978 954	$ 135 959 129	3 921	3.69
请客吃饭	$ 37 557 505	$ 130 397 987	$ 133 721 432	$ 129 803 329	4 592	3.70
与医药代表接触	$ 46 049 954	$ 83 524 149	$ 136 528 414	$ 142 637 692	5 718	3.69
提供样品	$ 58 672 243	$ 90 998 774	$ 124 919 184	$ 201 515 291	8 211	3.68
医学继续教育	$ 54 635 842	$ 141 490 361	n/a	$ 72 033 723	5 946	2.69
咨询顾问	$ 29 918 571	$ 146 538 452	$ 121 960 124	$ 45 349 515	4 450	3.65
业务酬金	$ 48 278 493	$ 161 914 759	$ 111 678 598	$ 48 615 406	4 394	3.58
奖学金/旅行资助	$ 53 421 649	$ 174 765 698	$ 86 701 423	$ 175 138 973	7 405	3.63
代笔	$ 71 611 960	$ 129 125 474	n/a	$ 188 735 210	9 445	2.70

最重要的问题是，为什么如此之少的医学院校有强有力的完备的政策。大多数医学院校在临床利益冲突的大多数方面都缺少严格的规定。超过一半的医学院校得分为1.0（宽松的）或者更差。即使政策整体力度在前1/4的受访院校，平均得分也勉强接近"中等程度"，而不是"严格"。"正在制定中"是最普遍的回答，贯穿了临床利益冲突的各个方面，变化范围为17％～29％，这可能预示着今后可能发生的变化。后续的研究应该能够看到今后是否有更强有力的政策出现。

得到NIH的基金赞助越多，其政策就会越严格。这个发现也值得进一步调查。可能是学术上的卓越和可见性促使各院校都加强了他们的政策。NIH基金赞助多少通常也是一个学院规模的反映。和小规模的院校相比，院校规模越大，就越愿意采用管理临床利益冲突的政策。也可能是"同行效应"，水平相当的医学院校之间总是互相比较和模仿对方的政策。一些新闻报道表明，许多医学院校对于他们那些声名卓著的同行们在临床利益冲突政策上的改变还是抱有深深的警惕。所以，也可能是NIH在科研上的监督提升了医学院校普遍的制定严格政策的文化。无论是什么原因，NIH的介入使医学院校处于一种独特的地位，对制定临床利益冲突政策施加了积极的影响。

我们有理由保持乐观，因为改变正在发生。在增加透明度和提高全面管理水平来应对财政利益冲突的努力上，NIH为他们自己和受赠者提出了新的管理利益冲突的规则。然而，已经提出的改变聚焦于与研究相关的利益冲突方面。这些改变足够宽泛，因此，也需要更多的披露和许多临床利益冲突方面的管理。特别是，研究者将会被要求向他们的所属机构报告与自己的研究相关的所有的钱财关系——而不仅仅是那些与NIH基金相关的研究——包括由公司提供的任何咨询费用、旅行补贴和酬金谢礼。他们所属的机构然后向NIH报告所有认证的冲突的具体细节，包括他们的实质和价值以及机构将会如何管理这些资金的描述。机构也会被要求在所有公众可以访问的网站上发布关于超过5000美元的所有利益冲突的信息。另外，研究者在加入NIH基金赞助的研究之前和之后的两年内将会得到财政利益冲突方面的培训。

NIH正在考虑公众的评论，最终规则有望在2011年发布（译者注：目前NIH的相关规定确实比之前更加严格）。一旦已经提出的改变付诸立法，他们会显著改变许多医学院校管理医生行业的制度。可以肯定的是，这些建议达不到由ABIM-IMAP、AAMC和IOM提出的推荐规范。例如，NIH将会提供"有条件的或限制的例子"[30]，这可能成为研究者利益冲突管理计划的一部分，但学校可能还会保留自由裁量权来决定医生与医药公司的关系是否应该减少或禁止。不过，最新的规定仍将比过去在管理许多医生行业的关系的信息披露和管理上实行更高的最低标准。当许多学校缺乏强有力的政策时这仍然是很关键的一步。

本研究还存在几点局限之处。第一，有些学校可能通过非正式的手段管理临床利益冲突，而不是依靠政策。第二，正式的政策可能被忽视或未被强制执行，我们的研究没有评估强制实践。第三，我们的数据收集截止到2008年12月31日，因此，在这之后实行的政策没有反映在我们的发现里。我们已经继续追踪了医学院管理临床利益冲突的政策，且大约21％的学院到我们数据收集截止日期时已经修订了他们的政策。听起来前景很不错，但是几乎算不上转型。我们的主要发现，即几乎没有一所医学院校有足够严格的政策，仍然会持续，因此，我们的研究应该作为一种有用的基线来评估未来政策。

我们收集的数据为医学院应如何持续对机构临床利益冲突的管理指明了方向。大部分学校缺乏强大的政策来管理临床利益冲突。更宽范围临床利益冲突政策的应用至关重要，以减少在临床医疗中过度的行业影响并保持公众对医学专业的信任。

为了帮助促进这种改变，我们已经开发了面向公众的管理临床利益冲突的政策的数据库，网址是：http：//www. imapny. org/conflicts _ of _ interest/search _ policies。这个数据库目前覆盖来自104家医学院校的政策，并且当我们接到新的信息时将会定期更新。我们希望各学院院长、法规依从办公室主任、全体教员和学生将会使用这个数据库来检验和对比，执行强有力的政策来管理这个持续存在的问题。

鸣谢： 作者们非常感谢 P. Pai 和 F. Stahl 的研究帮助。Pai 女士和 Stahl 女士在纽约的哥伦比亚大学内科和外科学院医药专业中心（Center on Medicine as a Profession）为我们所做的贡献值得赞扬。作者也同样受益于马萨诸塞州波士顿的哈佛大学的 P. Moynihan 和纽约哥伦比亚大学师范学院硕士生 I. Antoniazzi 在方法论的指导。

资助/支持： 本研究得到了 Attorney General Consumer and Presciber Education 项目的支持，此项目受关于营销处方药 Neurontin（抗癫痫药物）的消费者反欺诈多途径解决资金支持。本研究还得到了 IMAP 的资助。

参考文献

[1] Institute of Medicine. Conflict of interest in medical research, education, and practice. Washington，DC：National Academies Press，2009.

[2] Association of American Medical Colleges Task Force on Financial Conflicts of Interest in Clinical Research. Protecting subjects, preserving trust, promoting progress Ⅱ：principles and recommendations for oversight of an institution's financial interests in human subjects research. Acad Med，2003，78：237 - 245.

[3] Korn D，Ehringhaus S. Principles for strengthening the integrity of clinical research. PLoS Clin Trials，2006，5：1：el.

[4] De Angelis CD，Fontanarosa PB，Flanagin A. Reporting financial conflicts of interest and relationships between investigators and research sponsors. JAMA，2001，286：89 - 91.

[5] Association of American Medical Colleges Task Force on Conflicts of Interest in Clinical Research. Protecting subjects, preserving trust, promoting progress Ⅰ：policy and guidelines for the oversight of individual financial interests in human subjects research. Acad Med，2003，78：225 - 236.

[6] Lichter PR. Biomedical research, conflict of interest, and the public trust. Ophthalmology，1989，96：575 578.

[7] Bero LA. Managing financial conflicts of interest in research. J Am Coll Dent. Summer，2005，72：4 - 9.

[8] Kassirer JP，Angell M. Financial conflicts of interest in biomedical research. N Engl J Med，1993，329：570 - 571.

[9] Blumenthal D. Conflict of interest in biomedical research. Health Matrix Clevel，2002，12：377 - 392.

[10] Wazana A. Gifts to physicians from the pharmaceutical industry. JAMA，2000，283：2655 - 2658.

[11] Chimonas S，Rothman DJ. New federal guidelines for physician pharmaceutical industry relations：the politics of policy formation. Health Aff（Millwood），2005，24：949 - 960.

[12] Blumenthal D. Doctors and drug companies. N Engl J Med，2004，351：1885 - 1890.

[13] Kassirer JP. Physicians on the take. Med Gen Med，2006，8：74.

[14] Campbell EG. Doctors and drug companies—scrutinizing influential relationships. N Engl J Med，2007，357：1796 - 1797.

[15] Dana J，Loewenstein G. A social science perspective on gifts to physicians from industry. JAMA，2003，290：252 - 255.

[16] Association of American Medical Colleges and Baylor College of Medicine Department of Neuroscience and Computational Psychiatry Unit. Conference proceedings from the scientific basis of influence and reciprocity: a symposium. Washington, DC: AAMC, 2007.

[17] Cutrona SL, Woolhandler S, Lasser KE. Characteristics of recipients of free prescription drug samples: a nationally representative analysis. Am J Public Health, 2008, 98: 284 - 289.

[18] Adair RF, Holmgren LR. Do drug samples influence resident prescribing behavior? A randomized trial. Am J Med, 2005, 118: 881 - 884.

[19] Brennan TA, Rothman DJ, Blank L, et al. Health industry practices that create conflicts of interest: a policy proposal for academic medical centers. JAMA, 2006, 295: 429 - 433.

[20] Rothman DJ, Chimonas S. New developments in managing physician industry relationships. JAMA, 2008, 300: 1067 - 1069.

[21] Association of American Medical Colleges. Industry funding of medical education: report of an AAMC task force. Washington, DC: AAMC, 2008.

[22] New York Times Editorial Board. Seducing the medical profession. New York Times, 2006 - 2 - 2 (A22).

[23] American Medical Student Association. AMSA pharm free scorecard 2009. [2010 - 11 - 9] http://www.amsascorecard.org/methodology.

[24] Institute on Medicine as a Profession. Conflicts of interest best practices. [2010 - 11 - 17] http://www.imapny.org/conflicts_of_interest/best_practices_tool_kits.

[25] Chimonas S, Patterson L, Rothman D. Toeing the line. With added scrutiny, vendors heeding physician marketing rules. Mod Healthc, 2008, 38: 20.

[26] Ehringhaus SH, Weissman JS, Sears JL. Responses of medical schools to institutional conflicts of interest. JAMA, 2008, 299: 665 - 671.

[27] Wilson D, Singer N. Ghostwriting is called rife in medical journals. New York Times, 2009 - 9 - 11 (B5).

[28] Singer N. Medical papers by ghostwriters pushed therapy. New York Times, 2009 - 8 - 4 (A1).

[29] Ross JS, Hill KP, Egilman DS, et al. Guest authorship and ghostwriting in publications related to rofecoxib: a case study of industry documents from rofecoxib litigation. JAMA, 2008, 299: 1800 - 1812.

[30] Department of Health and Human Services. 42 CFR Part 50, 45 CFR Part 94: responsibility of applicants for promoting objectivity in research for which PHS funding is sought and responsible prospective contractors: proposed rule. Federal Register, 2010, 75: 28688 - 28712.

注：本文原文《Managing conflicts of interest in clinical care: a national survey of policies at U. S. medical schools.》原载于：Academic medicine: journal of the Association of American Medical Colleges, 2011, 86 (3): 293 - 299.

声明：由于翻译能力所限, 在本文翻译过程中, 涉及较为复杂的统计学知识之处, 译者进行了简要概述, 而没有逐字翻译。

（胡林英 译）

健康管理组织与制药产业：一项关于信息披露的分析

Sheila M. Rothman，Victoria H. Raveis，
Anne Friedman 和 David J. Rothman

在对美国卫生政策最有影响力并最受公众信任的利益相关者中，各种健康管理组织（Health Advocacy Organization，HAO）是其中重要成员。他们致力于相关政策的制定，包括提高政府对医学研究的支持力度以及增强卫生保健服务的实效性。此外，HAO 也为其成员谋求不受限地获得与他们健康状况匹配的药品与诊断工具。这些组织的立场同制药与医疗器械公司的市场营销目的密切相关，因为他们的立场有助于推动医疗产品的销售。虽然 HAO 与制药产业存在共同的利益，但针对他们之间的经济关系的研究基本上还没有开展，因此，我们希望通过此项研究来填补这项空白。

这项研究之所以是可行的，原因在于相关的医药公司对 HAO 的资助数额最近已经可以公开查询了，因此，有关 HAO 披露信息的研究也亟待进行。作为对美国联邦司法部刑事指控部门以及州立法机构要求的回应，一些药物医疗器械公司现在已经开始在他们的网站上公布了对 HAO 所提供的资助与礼品明细，因此，我们现在就可以去研究医药公司是如何选择 HAO 进行资助的，以及 HAO 关于报告接受资助的透明度等问题。

我们选择了礼来公司（Eli Lilly and Company）进行分析，因为她是第一家向社会公开资助清单的医药公司。礼来公司的资助明细包括了接受资助的 HAO 以及每个 HAO 获得资助的具体数额。礼来公司的资助清单反映了该公司进行资助的政策与做法。这份资助清单附在礼来公司关于其畅销药品的财务报告中，这就更凸显了它的研究价值。作为资助的接受方，考虑到社会信誉，HAO 应该完全透明地报告其资助来源，这也是合乎情理的。我们查阅了那些受礼来公司资助的 HAO 的网站所提供的数据，从而了解每个 HAO 关于披露礼来公司资助的程度。

一、HAO 的活动

各种 HAO 的规模不尽相同，既有会员人数成千上万、致力于发病概率高的疾病（如糖尿病、癌症等）的全国性组织，也有只关注低流行性疾病（如 α_1 抗胰蛋白酶缺乏症、18-三体综合征等）的小型组织。一般来说，HAO 会组织一些社会活动来提高相关疾病的受重视程度，向会员提供关于新型检查手段和新药的信息，协助医师转诊，提供卫生保健服务以及依据成员的最佳利益去影响政策的改变。HAO 的领导人和成员的主要活动包括在国会和州听证会上作证、游说立法机构、与管理者协商、服务于联邦顾问团体，以及向媒体发布信息。

HAO 能高效地提出主张，他们也能娴熟地给某种特殊疾病"戴上人的面具"。有一篇肿瘤期刊的评论曾经指出，"无论给游说家或公关公司何种出价，他们都无法代替 HAO 的地位。

Sheila M. Rothman、Victoria H. Raveis、Anne Friedman 和 David J. Rothman，美国哥伦比亚大学医学职业研究所

HAO 具备一种能力，即能理解癌症对患者们到底意味着什么。"[1]

HAO 为了获得更大的支持，常求助于其成员与社区，例如发布"帮助寻找治疗方法、现在就捐助"[2]等信息，并且举办从周末竞赛到年度大汇演等形式多样的筹款活动。但是，HAO 是如何对其成员与社会公众报告他们的出资方的信息的呢？公共慈善组织经常会被问到这个问题，也凸显了其重要意义。从一定程度上讲，对这一问题的关注有着广泛的基础，例如国会调查团，特别是参议员 C. Grassley 等人，对信息透明制度保持密切关注；美国司法部已经掌握有关制药与医疗器械公司向医生与医疗专业组织提供回扣的新情况；美国与国外的少数研究者[3-6]关于HAO 是如何在"神秘面纱"[7]下进行运作有前期发现，媒体开始对某些 HAO 依靠药物公司资助情况进行了曝光[8,9]。

由于 HAO 的工作计划与医药产业的营销利益具有一致性，因此，对他们的信息披露进行评估就显得非常必要和迫切[10,11]。"由中立的第三方所发布的信息的可靠性要强于那些营利性机构"，一个公关公司观察到，"如果 HAO 了解到一个公司的利用价值，在必要时就完全有可能为其代言。"[12]尽管法律并没有强制 HAO 披露其资助方的姓名，但由于其工作性质与所享受的社会信任，信息透明化反而显得尤为必要。

二、HAO 宗旨的改变

曾经服务于公众利益的 HAO 已经变为致力于保护自己成员利益的机构。这种角色转型也表明，对其透明化程度进行评估是非常必要的。HAO 最早成立于 20 世纪初，一些乐善好施的公众联合公共卫生官员和热心公益的医师共同发起了抵抗那些致命疾病的社会运动[13]。虽然每一个团队都针对一种疾病，但他们联合在一起彻底地推动了社会转变。在那段时间，这些组织密切关注社会中那些最为贫穷与弱势的人群，积极推动廉租房制度改革、城市运动场地的建设、儿童劳动立法以及妇幼保健等一系列公共卫生举措[14]。

一些个人与慈善基金，而不是公司，公开地资助这些社会活动。成立于 1904 年的全国肺结核联合会（National Tuberculosis Association）就是由 J. D. Rockefeller 和 J. Schiff 所资助的[15]。当美国癌症控制协会（American Society for the Control of Cancer）也就是后来的美国癌症协会（American Cancer Society）于 1913 年开始成立时，《纽约时报》（*New York Times*）曾这样报道："富有的女性发起了一场对癌症的战争。"[16]《纽约时报》还告诉读者，美国心脏病预防与缓解协会（Association for the Prevention and Relief of Heart Disease），即后来的美国心脏协会（American Heart Association），是由"乐善好施的纽约客"来资助的。他们对"这个城市中罹患心脏病"的小学生和产业工人的人数感到不安[17]。

当代 HAO 的工作几乎只对其成员的特定利益负责。艾滋病患者保护组织在 20 世纪 80 年代开启了 HAO 的新模式。他们倡导艾滋病研究的优先性[18]；努力让所有的艾滋病患者都能获得试验性药物，而并不只局限于参与临床试验的患者；同时积极推进美国 FDA 对艾滋病药物的审查流程[19]。有别于早期的 HAO，他们更加具有对抗性，针对 FDA 的推进工作没有丝毫懈怠[19]。这种对外且强硬的策略不久就成为关注乳腺癌[20,21]、精神疾病[22]以及癫痫[23]等 HAO 的榜样。

三、方法

礼来公司资助办公室（Eli Lilly's Grant Office）在 2007 年 5 月 1 日发布了礼来公司资助清

单（Lilly Grant Registry，LGR）[24,25]。本项研究的数据就是来自于礼来公司资助清单。由于HAO的政策可能会受制药公司披露信息的影响，因此，我们希望选择一种谨慎的方法来分析披露模式。我们对礼来公司2007年前两个季度的资助活动以及对HAO的拨款进行了分析。

我们设计出了一套数据采集方法，以便能够最大限度地去分析来自礼来公司的资助标准以及礼来公司资助清单中所体现的相关信息[24]。

第一，我们分析了礼来公司的资助标准。礼来公司资助办公室首先划定了一些项目范围，帮助礼来公司考虑资助对象的申请与类型。其中一个领域被称为"患者保护与消费者教育项目（patient advocacy and consumer education programs）"[26]。礼来公司的资助政策集中体现在礼来公司资助清单中，它并不支持"没有限制的教育性资助"，相反，"必须有特定的资助目的"，因此，那些成功的资助只能用于特定的目的[26]。为了判断是否在礼来公司的资助活动与其营销目标之间存在特定关联这一问题，我们搜集了礼来公司在2007年关于最畅销药品净销售额的年度报告，以及关于每种项目范围的净销售额汇总[27]。

第二，我们利用LGR汇总了一份接受礼来公司资助的HAO清单。我们将HAO定义为与卫生保健相关的非营利性组织，其领导与成员均主要来自社会公众。礼来公司资助清单罗列了188个满足这些标准的组织。他们包括针对某种特定疾病与残障或一般性健康问题的各种团体。这份清单中涉及的HAO范围很广，包括全国性组织、全国性组织的分会、区域、州、郡以及当地社区组织。我们通过礼来公司资助清单获得了有关HAO受资助的重要信息，并利用礼来公司资助清单的如下分类：

"请求者（requestor）"：获得资助的HAO。

"项目/计划描述（program/project description）"：明确资助目的。项目或计划描述可以是指定性的，也可以是宽泛的目的陈述。

"个体受助额（individual payment amount）"：每笔资助金额。

第三，我们通过国际互联网检索了涉及的188个HAO的网站。之所以要选择研究HAO网站，是因为互联网现在已经被视为获取健康与疾病等信息的主要途径，HAO也将他们的网站视为展示其公共形象的窗口，因此，HAO会对网站进行定期维护，更新其活动计划，发布疾病管理、临床试验和卫生政策等信息，以此来服务会员并树立公共形象。同时，HAO也通过网站进行募款活动。

我们按照礼来公司资助清单中"请求者"词条下的名单，通过Google检索每个HAO的名字及其缩写。当Google的检索结果与礼来公司资助清单一致时，我们就将网站列入信息搜集的研究序列中。最后，有161个（占86％）检索结果与礼来公司资助清单所列的188个HAO名称相匹配。这161个网站就构成了本项研究的样本。其他27个HAO由于无法检索到对应的网站，在进一步的研究中被排除掉了。

第四，我们检索了这161个网站，以便确定每个HAO对应的疾病或健康领域。接着，根据礼来公司2007年年度报告中的标准，我们将这些HAO进行了分类[27]。礼来公司出产的药品集中在六个治疗领域：神经学类（精神障碍与残疾、神经系统疾病）、肿瘤类、内分泌类、心血管类、兽药类以及其他药物[27]。我们还通过网站采集了每个HAO的地理分布信息（包括国籍归属、分会分布、覆盖区域、所在郡县等）。

第五，我们系统性地点击了161个HAO网站的全部内容，以搜寻礼来公司资助的具体信息并鉴别他们与礼来公司的关系程度。有些内容只对HAO的成员开放，因此，没有列入系统性点击检索中。另外，由于某些HAO隶属于一些全国性组织，他们无法独立管理其网站，因此，我们对其上级组织的网站也做了系统检索。这项检索研究是在2008年9月30日到2009年1月12日期间开展的。

在这次检索中，我们开展了如下活动：

1. 我们检索了每个HAO网站的所有网页，并系统性地搜寻与"项目/计划描述"以及"个体受助额"相关的证据。这些信息一般分布在如下主题下：组织历史（"关于我们"）、及时新闻与报告、活动进展、近期事件、规划计划、倡导信息、游说工具、政策立场、捐助信息、临床试验以及年度与区域性会议等。如果网站没有直接涉及礼来公司资助的某一具体活动，我们就会对整个网站的信息进行深度搜索，不漏掉与礼来公司有关的任何信息。

2. 我们没有使用HAO的网站地图和搜索引擎，而是应用了一种系统性点击检索模式。

3. 我们在HAO的网站中寻找他们2007年年度报告以及2007年年度联邦税单990号表格文件。当我们发现这些记录时，就会分析这些内容与礼来公司资助的关联性。

4. 当HAO网站或上传文件或网页链接内容中有鸣谢或提及礼来公司的信息时，我们便会搜寻其是否涉及"项目/计划描述"，是否含有"个体受助额"，包括具体额度或幅度。

我们利用从各个HAO网站中通过点击检索搜集到的信息创建了四个"是或否"变量：①在HAO 2007年年度报告中是否鸣谢礼来公司；②在合作赞助者页面中是否鸣谢礼来公司；③在活动赞助方中是否鸣谢礼来公司；④礼来公司资助额度的披露。还有第五个变量作为前四个变量的汇总，即"是否有鸣谢礼来公司的任何内容"。最后，我们使用SPSS 16（SPSS，Chicago，IL）对数据进行了统计。

四、结果

对礼来公司资助清单的数据分析，显示出在2007年的前两个季度，礼来公司共向HAO拨款3 211 144美元，占总资助额的10.22%。并且，这些资助与公司重点开发的治疗领域密切相关。礼来公司药品涉及三大治疗领域（占礼来公司美国总销售额的87%），即神经科学类、内分泌类与肿瘤类。凡是专门涉及这些领域的HAO总共收到了礼来公司对全部HAO总拨款的94%。但是，治疗领域与HAO的关联并不是始终如一的。神经科学和肿瘤类HAO获得的资助额要超过这两个领域在销售额中所占比例，同时内分泌类要少于其相应比例。总的来看，礼来公司资助HAO的做法是与其经济利益密切相关的，这一点显而易见。

1. 与治疗领域相关的资助

礼来公司对HAO的资助反映出其销售业绩最佳的治疗领域。在2007年，礼来公司报告其在美国年度销售净额为10 145 500 000美元[27]。其中，神经科学类药物占45%，内分泌类药物占31%，肿瘤类药物占11%，混合类药物占13%（图1）。虽然礼来公司以年度为报告单位，但没有证据显示其2007年上、下半年在治疗领域方面有巨大波动。

（1）神经科学类药物：礼来公司2007年最畅销的两种药物是奥氮平和盐酸度洛西汀肠溶胶（欣百达），它们均获得FDA的批准，主要治疗精神疾病与神经系统障碍，例如精神分裂症、双相躁狂症和抑郁症[27]。在礼来公司向FDA进行的8项新药申请中，有4种属于此类药品。在2007年前两个季度中，66%的面向HAO的资助流向了与神经类疾病相关的组织。

（2）肿瘤类药物：在礼来公司的畅销药物排行中，处在第五位的是吉西他滨（双氟脱氧胞苷），其对治疗多种癌症有效，包括肺癌、胰腺癌、膀胱癌、转移性乳腺癌以及复发性卵巢

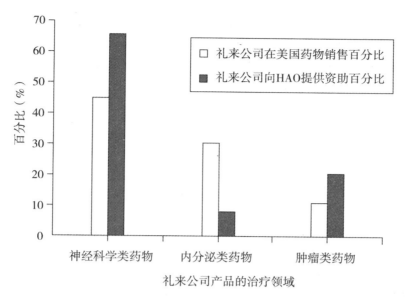

图1　礼来公司 2007 年美国销售额与向美国 HAO 提供资助情况，与其产品治疗领域关系图

癌[27]。处在第十位的吡美莫司（爱宁达）是一种治疗肺癌的药物[27]。在礼来公司向 FDA 进行的 8 项新药申请中，其余 4 种属于此类药品。在 2007 年前两个季度中，面向 HAO 的资助中的 21% 流向了与肿瘤疾病相关的组织。

（3）内分泌类药品：礼来公司的第三、四位畅销药物分别是用于治疗 1 型和 2 型糖尿病的赖脯胰岛素注射液（优泌乐），以及治疗骨质疏松症的雷洛昔芬[27]。其他与治疗糖尿病相关的药物，包括用于控制血糖与减轻体重的艾塞那肽（百泌达）。在 FDA 对礼来公司正进行的 8 项药物评估中，有 2 种属于此类药物。在 2007 年前两个季度中，面向 HAO 的资助中的 8% 流向了与内分泌疾病相关的组织。

2. 网站中对礼来公司资助的鸣谢

在受礼来公司资助的 161 个 HAO 中，神经科学类（n=114）、内分泌类（n=6）以及肿瘤类（n=17）共有 137 个（占 85%）。从分布来看，内分泌类与肿瘤类 HAO 主要都是全国性组织。值得一提的是，有 4 个获得资助的内分泌类 HAO 是全国性的，有 2 个属于全国性组织的分会。同样，有 13 个肿瘤类 HAO 是全国性的，有 1 个是全国性分会，有 3 个属于区域性或地区组织。对于神经科学类与混合类 HAO 来说，都分布有这三种级别的组织。其中神经科学类 HAO 主要为全国性分会（n=93），11 个为全国性，10 个为区域性或局部组织。大多数混合类 HAO 要么是全国性（n=12），要么是区域性或局部组织（n=10），只有 2 个为全国性分会。

总的来看，25% 的 HAO 在其网站中随处可见对礼来公司的鸣谢。另外，18% 的 HAO 在 2007 年年度报告中、1% 在合作赞助者页面中、10% 在活动赞助者中鸣谢了礼来公司的资助（表1）。

3. 不同治疗领域中的资助信息披露

接着，我们根据礼来公司药物的治疗领域分类，对 HAO 披露的资助信息进行分析。

（1）神经科学类：在 114 个神经科学类 HAO 中，其资助信息披露率很低。18% 在其网站随处可见对礼来公司的鸣谢，11% 在其年度报告中鸣谢，2% 在合作资助者页面中鸣谢，7% 把礼来公司作为其活动的资助方加以鸣谢。其中有一个神经科学类 HAO——美国东南宾州精神健康协

表1　HAO 在其网站中鸣谢礼来公司资助情况与礼来公司产品治疗领域的关系（美国，2007 年）

HAO 涉及治疗领域	n	随处可见的对礼来公司的鸣谢 [%（n）]	2007 年年度报告中对礼来公司的鸣谢 [%（n）]	合作赞助者页面中对礼来公司的鸣谢 [%（n）]	鸣谢礼来公司对活动的赞助 [%（n）]	礼来公司资助额度报告 [%（n）]
神经科学类	114	18（20）	11（13）	2（2）	7（8）	1（1）
内分泌类	17	59（10）	47（8）	0（0）	29（5）	0（0）
肿瘤类	6	67（4）	50（3）	0（0）	17（1）	0（0）
混合类	24	25（6）	21（5）	0（0）	8（2）	0（0）
合计	161	25（40）	18（29）	1（2）	10（16）	0.6（1）

注：随处可见的对礼来公司的鸣谢所占百分比要少于复合变量，这是由于有些 HAO 在很多地方都出现对礼来公司的鸣谢。

会（Mental Health Association of America Southeastern Pennsylvania）披露了礼来公司资助的额度，但也只提到了资助范围，并没有给出精确的数字。

（2）肿瘤类：6 个肿瘤类 HAO 中有 67％在其网站中随处可见对礼来公司的鸣谢，50％在年度报告中鸣谢礼来公司，在合作资助者页面中没有相关信息，有 17％因礼来公司是其活动赞助者对其鸣谢。没有组织披露礼来公司资助的具体数字。

（3）内分泌类：在 17 个内分泌类 HAO 中，59％在网站中随处可见对礼来公司的鸣谢。47％在年度报告中鸣谢礼来公司，在合作资助者页面中没有相关信息，有 29％因礼来公司是其活动赞助者对其鸣谢。没有任何组织披露礼来公司资助的具体数字。

（4）混合类：在 24 个混合类 HAO 中，披露率较低，有 25％在网站中很容易找到对礼来公司的鸣谢，21％在年度报告中鸣谢礼来公司，但在合作资助者页面中没有相关信息，有 8％因礼来公司是其活动赞助者对其鸣谢。没有组织披露礼来公司资助的具体数字。

由于药品治疗领域的不同，HAO 在披露发生率上也明显有差异（$\chi^{2[3]} = 19.387$；$P < 0.001$）。通过事后验证，内分泌类与肿瘤类 HAO 的披露发生率比神经科学类明显要高。

4. 神经科学类组织在不同地理分布中的披露实践

对于肿瘤类、内分泌类以及混合类 HAO，其受资助方多为全国性组织。然而，神经科学类 HAO 由于在地理分布上的差异，需要对其进一步分析（表2）。

（1）全国性组织：在 11 个神经科学类全国性组织中，有 36％在其网站中随处可见对礼来公司的鸣谢，64％在年度报告中鸣谢礼来公司，18％在合作资助者页面中鸣谢礼来公司，有 55％因礼来公司是其活动赞助者对其鸣谢。没有组织披露礼来公司资助的具体数字。

（2）分会性组织：在 93 个神经科学类分会中，有 88 个属于两个全国性组织的分会：美国精神疾病联盟（National Alliance on Mental Illness，NAMI）和全美精神健康协会（Mental Health America）。有 14％在其网站中随处可见对礼来公司的鸣谢，4％在年度报告中鸣谢礼来公司，1％在合作资助者页面中鸣谢礼来公司，有 1％因礼来公司是其活动赞助者对其鸣谢。有一个组织——美国东南宾州精神健康协会粗略地披露了礼来公司的资助额度。

（3）其他组织：在 10 个处于郡级和地区性神经科学类 HAO 中，有 30％在其网站中随处可见对礼来公司的鸣谢，20％在年度报告中鸣谢礼来公司，但在合作资助者页面中没有相关信息，有 10％因礼来公司是其活动赞助者对其鸣谢。没有组织披露礼来公司资助的具体数字。

因此，各个神经科学类 HAO 并没有因性质的不同（$\chi^{2[2]} = 4.58$；$P = 0.101$）而表现出明显的差别。

表2　神经科学类 HAO 在网站中鸣谢资助情况与 HAO 地理分布的关系（美国，2007）

HAO 地理分布	n	随处可见的对礼来公司的鸣谢 [%（n）]	2007年年度报告中对礼来公司的鸣谢 [%（n）]	合作赞助者页面中对礼来公司的鸣谢 [%（n）]	鸣谢礼来公司对活动的赞助 [%（n）]	礼来公司资助额度报告 [%（n）]
全国性	11	36（4）	64（7）	18（2）	55（6）	0（0）
分会性	93	14（13）	4（4）	1（1）	1（1）	1（1）
其他	10	30（3）	20（2）	0（0）	10（1）	0（0）
合计	14	18（20）	11（13）	3（3）	7（8）	0.9（1）

注：随处可见的对礼来公司的鸣谢所占百分比要少于复合变量，这是由于有些 HAO 在很多地方都出现对礼来公司的鸣谢。

五、讨论

礼来公司的资助主要流向了与其治疗领域和畅销药相关的 HAO。同时，礼来公司也承认其商业利益与资助活动存在的关联。在"与卫生保健专业组织进行互动的原则"的规定中，礼来公司声称，资助接受方应主要关注"对重要健康问题上的营销策略"，并且表示礼来公司愿意与之"建立长期关系……并建立在相互支持的基础上"。这些原则表明，受到资助的组织并没有"义务或直接要利用这些资金使公司或其产品获利"[28]，此外，资助分配的正式规定也不强制服务于礼来公司的市场利益。

礼来公司声称，他们开始公布资助清单，是为了促进信息透明化："我们在网站上定期发布在美国的资助活动，并鼓励 HAO 加强自身的信息透明。"[28]然而，如上文所分析，HAO 一般并不接受这种建议，只有 25% 的 HAO 在其网站中鸣谢接受礼来公司的资助，只有 10% 因礼来公司是其活动的赞助者对其鸣谢，但他们都没有说明接受礼来公司资助的明确额度，因此，在大多数情况下，无论是政策制定者还是社会公众都无法轻易知晓一个 HAO 与礼来公司之间的经济关系。

这种透明度的缺失令人失望，原因在于，无论是有意为之还是由于利益的趋同性，目前的研究都表明 HAO 的行为都在促进礼来公司产品的销售。在神经科学类药物中，礼来公司拨出 450 000 美元资助 NAMI 用于组织"为了美国人的精神的主题运动"（campaign for the mind of America）。NAMI 一直强调，为患者开药时不应考虑成本。"对于那些病情最严重的人而言"，NAMI 坚持认为，"有效的治疗就意味着获得最新的药物，例如新型抗精神病与抗抑郁药……一定要让医师获准使用这些科学的最新成果……从而保证不受官僚体系的限制而获得这些救命药。"[29]随着 NAMI 主题运动的成功进行，礼来公司在神经科学类药物的市场份额也在扩大。

在肿瘤类药物领域，礼来公司拨款 50 000 美元给代表 25 个州级和全国性组织的国家乳腺癌联盟（National Breast Cancer Coalition，NBCC），用以支持其开展年度倡导训练项目。有研究者指出 NBCC "对华盛顿政治有很强的影响力——这一点人人皆知。"[20]曾有一个商业杂志将 NBCC 评为"美国最有力量的游说组织之一"，并且将其总裁描述为"对产业界最有影响力的人物"之一[30]。

NBCC 倡导建立一个"终结乳腺癌流行的全面战略",包括要扩大影像检查的覆盖面、保险要囊括临床试验,以及要将联邦医疗保险扩充到所有的口服抗癌药物上[20,31]。这个组织举办面向癌症患者的倡导训练,并组织"游说日"活动:"我们已经举办了超过 400 场有联邦官员参与的会议……在游说日那天,我们又成功说服 40 名众议员和 10 名参议员承诺去推进 NBCC 的一项最高立法目标"[32]。在 2007 年,NBCC 的成员已经进入 11 个有全国影响的委员会,包括国家卫生保健研究与品质咨询委员会(National Advisory Council of the Agency for Health-Care Research and Quality)、考克兰消费者协作联盟(Cochrane Collaboration Consumer Coalition)、医学研究院循证医学圆桌会议(Roundtable on Evidence-Based Medicine of the Institute of Medicine)以及美国医学院联合会临床研究利益冲突工作组(Task Force on Conflicts of Interest in Clinical Research of the Association of American Medical Colleges)[33]。通过这些方式,NBCC 的政策与实践跟礼来公司"相互支持"的标准完全吻合。

在内分泌类药品领域,礼来公司拨付了 250 000 美元给美国糖尿病协会(American Diabetes Association,ADA),以支持其心血管风险防控战略(Cardiovascular Risk Initiative)[34]。这个项目教给 2 型糖尿病患者与照护者一些预防心脏病的方法,包括体重管理与通过药物控制血糖的方法[35]。在 ADA 与礼来公司的交往中,一些个人也发挥作用。J. Cook 是 ADA 的主要赞助者与管理者,他在 1998 年成为艾米林制药公司(Amylin Pharmaceuticals)首席执行官之前曾是礼来公司的副总裁。艾米林制药公司现在正与礼来公司合作开发与营销艾塞那肽[36]。正如 ADA 所说,"J. Cook 的团队与 ADA 的关系是合乎逻辑的。最终,J. Cook……会帮助组织进行募款。"[37]

1. 研究局限

本研究主要立足于礼来公司资助清单的数据,以及礼来公司 2007 年前两个季度的销售报告,以及获得礼来公司资助的 HAO 的网站信息。在勾勒出药物公司与 HAO 的一般性关系前,很有必要再进行深入研究,以验证其他公司与 HAO 的关系是否也符合本研究所描述的模式。进一步来讲,本项调研主要关注了可以从 HAO 网站公开获得的信息。我们完全可以假设,有些 HAO 在发布的纸质材料中已经向礼来公司鸣谢过,或者在其内部网络中发布过鸣谢声明。

除了这些局限,我们所描述的披露模式也可能不是唯一的。国家健康委员会(National Health Council)——一个由产业界资助的 HAO 联合性组织,曾发布过不鼓励信息透明的意见。这个组织告诉其成员,"制药公司的决策非常看重他们与非营利组织的关系,即这种关系是否支持他们的商业目标。"国家健康委员会并没有给出关于如何避免或管理利益冲突的指导程序,而是告知 HAO 要"在非营利组织与营利组织利益重叠的领域,提高实现其宗旨的能力。"这个组织承认,"无论实际情况如何,这可能会对公共形象与诚信……带来负面影响",并总结道,HAO 应"在受询问时,再披露其与产业界的经济和其他利益关系。"[38]

2. 结论

在制定卫生政策的过程中,HAO 是强有力的利益相关者,并且他们享有高度的社会信任,因此,他们应该更详细地披露接受制药公司资助的信息,并报告目的与数额。同时,HAO 在向立法或执法委员会做证时,在向顾问机构提供辅助时,在向媒体发布信息时,也应披露其与制药产业的关系。

除了要求 HAO 在披露实践问题上做出彻底改变,州与联邦立法也应要求 HAO 与产业界关系透明化。为了达到这个目的,近来颁布的美国医疗体制改革法律就要求制药公司报告向医师提供的礼品，同时应该修改阳光法案（Sunshine Act），从而囊括制药公司向 HAO 的支付行为。此外，联邦税收法规也应在 990 申报表中要求 HAO 对其资助者与数额进行披露。如果这些方案都得到落实，立法者、执法者以及社会公众就会更容易地追踪 HAO 的钱款流向，并对其可能存在的偏好和利益冲突进行评估。

本研究的分工：S. M. Rothman、D. J. Rothman 与 V. H. Raveis 提供了最初的想法并设计了本研究。S. M. Rothman 与 A. Friedman 搜集了数据。S. M. Rothman、V. H. Raveis 与 D. J. Rothman 负责写作与修改。S. M. Rothman 对整个研究负责。

致谢：本研究由 May and Samuel Rudin Family Foundation，the Pew Charitable Trusts，以及 IMAP 提供资助。我们感谢 M. DiLorenzo 所做的出色协作。

参考文献

［1］ Markman M. The increasingly complex world of cancer patient advocacy organizations. Curr Oncol Rep，2008，10（1）：1-2.

［2］ American Diabetes Association Web site. ［2010-4-27］http：//www. diabetes. org.

［3］ Batt S. Marching to different drummers：health advocacy groups in Canada and funding from the pharmaceutical industry. （2010-11-4）［2005-1］http：//www. whp-apsf. ca/pdf/corpFunding. pdf.

［4］ O'Donovan O. Corporate colonization of health activism? Irish health advocacy organizations' modes of engagement with pharmaceutical corporations. Int J Health Serv，2007，37（4）：711-733.

［5］ Mintzes B. Should patient groups accept money from drug companies? BMJ，2007，334（7600）：935.

［6］ Marshall J，Aldhous P. Swallowing the best advice. New Sci，2006，192（2575）：19-21.

［7］ Jacobson MF. Lifting the veil of secrecy from industrial funding of nonprofit health organizations. Int J Occup Environ Health，2005，11（4）：349-355.

［8］ Henderson D. Drug firms' funding of advocates often escapes government scrutiny. Boston Globe. （2007-3-18）［2011-1-6］. http：//www. boston. com/business/globe/articles/2007/03/18/drug_firms_funding_of_advocates_often_escapes_government_scrutiny.

［9］ Harris G. Drug makers are advocacy group's biggest donors. New York Times，2009，21（10）：A23.

［10］ Mental Health America. Position statement 32：access to medications. ［2009-12-17］http：//www/mentalhealthamerica. com/go/position-statements/32.

［11］ Medicaid malpractice：states put patient recovery at risk by restricting prescription drugs［press release］. （2003-3-12）［2011-01-06］http：//www. nami. org/Tem plate. cfm? Section＝Press_Release_Archive&template＝/contentmanagement/contentdisplay. cfm&ContentID＝20670&title＝MEDICAID＋MALPRACTICE.

［12］ Weinstein J. Public relations：why advocacy beats DTC. Pharm Exec，2004，68（86）：1.

［13］ Rothman SM. Living in the shadow of death：tuberculosis and the social experience of illness in American history. New York：Basic Books，1994.

［14］ Davis AF. Spearheads for reform：the social settlements and the progressive movement，1890-1914. New York：Oxford University Press，1967.

［15］ Shryock RH. National tuberculosis association，1904-1954：a study of the voluntary health movement in the United States. New York：National Tuberculosis Association，1958.

［16］ Patterson JT. The dread disease：cancer and modern American culture. Cambridge，MA：Harvard University Press，1987.

［17］ Move to combat heart disease：association for its prevention and relief organized by philanthropic New Yorkers. New York Times, 1916, 11 (8).

[18] Spending on AIDS takes off: U. S. outlays nearly equal cancer or heart disease. Associated Press, 1989 - 7 - 15.

[19] Epstein S. Impure Science: AIDS, activism, and the politics of knowledge. Berkeley: University of California Press, 1996.

[20] Kedrowski K, Sarow M. Breast cancer activism: gender, media, and public policy. Champaign, IL: University of Illinois Press, 2007.

[21] Klawiter M. The biopolitics of breast cancer: changing cultures of disease and activism. Minneapolis, MN: University of Minnesota Press, 2008.

[22] Statement of Jacqueline Shannon, president, National Alliance for the Mentally Ill. Proposals for medicare coverage of outpatient prescription drugs. Committee On Finance, United States Senate, March 22, 2000 [press release]. Arlington, VA: National Alliance for the Mentally Ill (2000 - 5 - 5) [2011 - 1 - 6]. http: //nami. org/Template. cfm? Section = eNews _ Archive&template =/contentmanagement/contentdisplay. cfm&ContentID=6368&title=NAMI%20Testimony%20on%20Medicare%20Drug%20Benefit.

[23] Rubenstein S. Industry fights switch to generics for epilepsy. Wall Street Journal, 2007, 13 (7): A1.

[24] Eli Lilly and Company. Lilly Grant Office 2007 grant registry report. (2007 - 12 - 12) [2010 - 02 - 15] http: //www. lilygrantoffice. com/Pages/grant _ registry. aspx.

[25] Lilly to publish information on grants and contributions [press release]. Indianapolis, IN: Eli Lilly and Company; May 1, 2007. http: //newsroom. lilly. com/ReleaseDetail. cfm? releaseid = 240145. Accessed April 20, 2010.

[26] Eli Lilly and Company. Lilly Grant Office Web site. [2010 - 02 - 15] www. LillyGrantOffice. com.

[27] Eli Lilly and Company. Annual reports. [2010 - 4 - 20] http: //investor. lilly. com/annuals. cfm.

[28] Eli Lilly and Company. Principles for interacting with healthcare professional associations. Indianapolis, IN: Eli Lilly and Company, 2009.

[29] NAMI Ohio. To lift the burden: reducing the costs of untreated mental illness in Ohio while improving care. (2005 - 5 - 5) [2011 - 1 - 6]. http: //www. nami. org/Template. cfm? Section=Ohio&template=/ContentManagement/ContentDisplay. cfm&ContentID-22329.

[30] Pharma 40 2007. World Pharmaceutical Frontiers Web site. [2011 - 1 - 6] http: //www. worldpharmaceuticals. net/editorials/011/Pharma%2040. pdf.

[31] National Breast Cancer Coalition Fund. Legislative accomplishments. [2010 - 04 - 27] http: //www. stopbreastcancer. org/what-we-do/policy/accom-plishments.

[32] National Breast Cancer Coalition. 2007 lobby day. Newsletter, 2007, fall: 6.

[33] National Breast Cancer Coalition Fund. 2007 annual report. [2009 - 12 - 17] http: //www. stopbreastcancer. org/about/assets/documents/nbcc-2007-annual-report. pdf.

[34] American Diabetes Association launches "CheckUp America" to curb rise type 2 diabetes, heart disease [pressrelease]. Alexandria, VA: American Diabetes Association. (2007 - 5 - 18) [2010 - 5 - 27] http: //www. diabetes. org/for-media/2007/checkup-america-2007-release. html.

[35] American Diabetes Association. Checkup America Web site. [2009 - 12 - 12] http: //www. diabetes. org/diabetes-basics/prevention/checkup-america.

[36] Eli Lilly and Company. Amylin harmaceuticals. [2010 - 04 - 06] http: //www. lilly. com/about/partnerships/profiles/amylin.

[37] American Diabetes Association. 007 annual report. [2010 - 04 - 08] http: //www. diabetes. org/assets/pdfs/2007-ada-annual-report. pdf.

[38] National Health Council. Guiding principles for voluntary health agencies in corporate relationships. 1998.

[2011 - 01 - 13] http：//www. imapny. org/about _ imap/news _ announcements/01 - 13 - 11.

原文《Health advocacy organizations and the pharmaceutical industry：an analysis of disclosure practices》发表于：Am J Public Health，2011，101：602-609.

（唐　健　译）

大学附属医院与利益冲突

David J. Rothman

在过去的十年中，利益冲突带来的问题引发了公众的普遍担忧。个人利益不应该损害决策公正，这个原则看似不言自明，但直到 20 世纪 60 年代，"利益冲突"这个概念才真正应用到政府公职人员和律师身上[1-3]，此概念开始与医生和临床研究者发生联系是在 20 世纪八九十年代[4]。事实上，直到现在，大学附属医院和医疗团体才开始着手系统地解决机构和行业之间的利益冲突问题。在礼物、捐款、版税、持股和公司所有权等面前，不只是个体管理者和医师，乃至许多学术机构，都在逐步妥协，因此，大学附属医院的许多领导和管理者都在反思，怎样才能保持科学的客观性。

丑闻可以敲响警钟，而当前的临床实践已经发出了太多的警报，令人担忧。最典型的案例就是个体医师涉及利益冲突。正如大量媒体披露的那样，他们自己开公司，然后使用自己公司生产的医疗设备；还有的医师接收医药公司的咨询费或演讲费，然后开该公司的药物处方，甚至过度开处方；甚至有的医师可以从他们正在进行的临床药物或器械试验中得到经济收益。

媒体曝光不一定能带来最终的解决办法，但在管理和减少个体利益冲突方面却带来了显著的进展。尽管有人仍然声称，"适当的礼物是无害的""利益的诱惑并不能削弱科学的客观可靠"，但是，联邦法规和大学附属医院的管理程序开始趋于严格。美国卫生和公众服务部（United States Department of Health and Human Services）监察长办公室（Office of Inspector General)[7-8]制定了更为严格的针对医药公司与临床医生关系的指南。虽然这些指南并非完美，但已取代了美国医学会（American Medical Association)[5]和美国药品研究与制造商协会（Pharmaceutical Research and Manufacturers of America)[6]颁布的规范。更令人印象深刻的是，为了更好地管理引发利益冲突的医药公司的行为，美国医学会杂志（*Journal of the American Medical Association*，JAMA）发表了美国内科医学理事会（American Board of Internal Medicine，ABIM）和医师职业精神研究所（Institute of Medicine as Profession，IMP）特别委员会提出来的一系列建议。当前越来越多的大学附属医院所执行的很多政策，都是部分地以这些建议为根据的[9]。

几乎所有大学附属医院中的新政策都是由医学院院长推行的结果。当大家开始开始对医药公司奉送礼品感到不齿、萌生强烈的专业精神，感到有责任培养医学生和住院医师做正确的事情，以及普遍认为每个人都不愿意成为下一个丑闻主角的时候，变化或许正在悄然发生。波士顿大学（Boston University)[10]、伍斯特的马萨诸塞大学（University of Massachusetts in Worcester)[11]、宾夕法尼亚大学（University of Pennsylvania)[12]、匹兹堡大学（University of Pittsburgh)[13]、威斯康星大学（University of Wisconsin）、密歇根大学（University of Michigan）、斯坦福大学（Stanford University)[14]、北加州的恺撒医疗机构（Kaiser Permanente of Northern California）以及加州大学戴维斯分校（University of California Davis)[15]等医学院校在推行新的大学附属医院的政策方面，堪称所有医学院校的典范。其中包括公共医学院校和私立医学院校，

David J. Rothman，哥伦比亚大学医学职业研究所

有的强调医学科研，有的专注临床医疗。

然而，就如 S. H. Ehringhaus 等人[16]在本期 JAMA 上的报告所述，在管理利益冲突方面的进展越来越受到局限。1980 年的贝赫-多尔法案（Bayh-Dole Act）鼓励大学对其发现进行专利保护、注册许可，并和商业公司建立伙伴合作关系[17]，这一法案至少引发了大学附属医院的利益冲突问题。尽管该法案的目的是促进医学实验向临床医学的技术转化，但实际上却混淆了医学机构和商业公司之间的区别，从而导致利益冲突的流弊，这一后果却是意想不到的。

1999 年 18 岁的 J. Kissinger 参加了宾夕法尼亚大学进行的实验性基因治疗研究项目，并死于他所参加的临床试验，这一事件凸显出利益冲突所带来的严重后果。除了在招募研究受试者方面的问题、知情同意书信息和风险披露不完整以外，这一研究完全被个人和机构层面的利益冲突所左右[18]。进行这项研究的研究所主任还创办了一家生物技术公司，该公司向研究机构提供了300 万美元的资助。作为回报，公司对实验室研究的成果拥有所有权。宾夕法尼亚大学也是这家公司的股东，而且也可以从该生物技术公司获得许可的疗法中抽取一定的版权使用费[19]。大学领导和临床研究人员是不是基于个人的或机构的经济利益而做出某些临床决策已经无可查证；但是，宾夕法尼亚大学陷入了非常尴尬的境地。美国食品药品监督管理局叫停了该研究所所有的基因试验，而且，作为一个警示，这一事件推动了许多医学科研机构开始严格审查利益冲突问题。

J. Kissinger 事件之后，美国审计总署（Unite States General Accounting Office）[20]、美国大学协会（Association of American Universities）[21]以及美国医学院校协会（Association of American Medical Colleges）[22]都对机构利益冲突的相关要素进行了回应。这些报告的基本原则非常明确：当医疗科研机构，或某一个部门、学校，或下属单位、附属的基金会或组织，"只要在某一公司中有经济利益，而这个公司又与上述机构中的科研项目存在利益关系"，就会引发机构层面的利益冲突[19]。这种情况非常普遍。有团体坚持认为以下做法对控制利益冲突至关重要：①公开利益冲突；②对利益冲突进行管理；③必要时禁止此类活动，以保护公众利益和大学利益。

美国审计总署、美国大学协会、美国医学院校协会进一步敦促高校贯彻信息披露的要求，设立隔离经济影响和研究人员的"防火墙"，设立常务委员会监管机构利益冲突的预防情况，并有权采取包括停止不适当的活动等补救措施。此外，这些团体还强调需要更好地保护受试者不受机构利益冲突的危害。

尽管要求采取行动的呼声值得关注，但无论是美国大学协会还是美国医学院校协会都没有颁布任何指导性政策。需要设计一个合理、高效的系统，这一任务落到了每一个医学科研机构的肩上。然而，S. H. Ehringhaus 等人的研究表明，大学附属医院对此并没有做出很好的回应。

机构利益冲突管理政策的采纳还"远远没有完成"[16]。在接受调查的 125 所医学院校中，86所学校进行了反馈，其中仅有 30 所高校颁布了管理机构利益冲突的政策。而这些现存政策解决的是更为基本的问题，如股权收入、版权使用费等，并在投资者和研究者之间、投资者和机构伦理审查委员会（Institutional Review Board，IRB）委员之间设置了壁垒。然而，由于调查的局限性，这些政策是否得到了有效地监督和执行，以及具体效果如何，我们不得而知。另有 30 所高校报告说，他们正在制定机构利益冲突管理政策，但其制定政策的方法、完成日期和最终的政策摘要也未可知。就机构利益冲突问题的严重性和程度来说，总的成绩还是令人失望的。

我们完全有理由质疑，相信由机构来对自己的经济活动进行监督和管理是不是太天真，尤其当涉及巨额经济回报的时候。专利许可协议每年可为学术研究中心带来近 20 亿美元的收入[23]。例如，在哥伦比亚大学，一项专利就可创收 30 亿美元[24]。在联邦科研经费下降和慈善捐赠日趋紧张的时候，大学可能不会急于出台政策限制他们管理运作的自由裁量空间。

政府法规是否会介入，以填补空缺呢？当前联邦和各州已经广泛关注医药产业和医学机构之间的关系，这使人们相信对此抱有希望。国会听证会正在探讨医药公司资助继续医学教育、给临床医生送礼、出卖医师处方的数据以及医药公司恐吓或批评其产品的研究人员等行为的影响。目前，有8个州和哥伦比亚特区颁布了法律或决议来管理药品营销[25]。看来，可能不需要另一个J. Kissinger事件来带动重要的监管和立法了。如果政府监管这种趋势继续下去，S. H. Ehringhaus等人的后续调查将会报告显著不同的结果。

参考文献

[1] Foster RSJ. Conflicts of interest：recognition，disclosure，and management. J Am Coll Surg. 2003，196（4）：505 - 517.

[2] Developments in the law：conflicts of interest in the legal profession. Harv Law Rev，1981，94（6）：1244 -1503.

[3] Stark A. Conflict of interest in American public life. Cambridge，MA：Harvard University Press. 2000.

[4] John Moore. The regents of the university of california. California SCo，S006987，51 Cal 3d 120 （Cal 1990）.

[5] American Medical Association. Ethical guidelines for gifts to physicians from industry. ［2008 - 01 - 10］ http：//www. ama - assn. org/ama1/pub/upload/mm/369/e - 8 _ 061. pdf. Accessed January 10，2008.

[6] Pharmaceutical Research and Manufacturers of America. PhRMA code on interactions with healthcare professionals：2002. ［2008 - 01 - 10］ http：//www. phrma. org/files /PhRMA%20Code. pdf.

[7] US Department of Health and Human Services，Office of Inspector General. Compliance program guidance for pharmaceutical manufacturers. Fed Regist，2003，68 （86）：23731 - 23743.

[8] Chimonas S，Rothman DJ. New federal guidelines for physician-pharmaceutical industry relations：the politics of policy formation. Health Aff，2005，24 （4）：949 - 960.

[9] Brennan TA，Rothman DJ，Blank L，et al. Health industry practices that create conflicts of interest：a policy proposal for academic medical centers. JAMA，2006，295 （4）：429 - 433.

[10] Kowalczyk L. BU and BMC tighten conflict-of-interest rules. Boston Globe. （2007 - 09 - 06）［2008 - 01 - 10］ http：//www. boston. com/yourlife/health/blog/2007/09/bu _ and _ bmc _ tigh. html.

[11] Kowalczyk L. U. Mass policy limits doctor，drug maker ties；conflict of interest rules among strictest in country. Boston Globe，2007 - 11 - 24 （A1）.

[12] Fallik D. Penn bans gifts from drug reps；doctors' decisions should not be influenced，an official said. The Philadelphia Inquirer. （2006 - 05 - 03 （A1）.

[13] University of Pittsburgh Schools of the Health Sciences. Policy on conflicts of interest and interactions between representatives of certain industries and faculty，staff and students of the schools of the health sciences and personnel employed by UPMC at all domestic locations. ［2008 - 01 - 10］ http：//www. coi. pitt. edu/IndustryRelationships/Policies/IndustryRelationshipsPolicy. pdf.

[14] Stanford University School of Medicine. Policy and guidelines for interactions between the Stanford University School of Medicine，the Stanford Hospital and Clinics，and Lucile Packard Children's Hospital with the pharmaceutical，biotech，medical device，and hospital and research equipment and supplies industries. ［2008 - 01 - 14］ http：//med. stanford. edu/coi/siip/policy. html.

[15] Rauber C. Institutions taking dim view of pharma freebies：centers set rules to discourage taking gifts. San Francisco Business Times，2007 - 01 - 13 （A1）.

[16] Ehringhaus SH，Weissman JS，Sears JL，et al. Responses of medical schools to institutional conflicts of interest. JAMA，2008，299 （6）：665 - 671.

[17] Eisenberg RS. Public research and private development：patents and technology transfer in government-spon-

sored research. Va Law Rev, 1996, 82 (8): 1663 - 1727.

[18] Smith L, Byers JF. Gene therapy in the post - Gelsinger era. JONAS Healthc Law Ethics Regul. 2002, 4 (4): 104 - 110.

[19] Moukheiber Z. Science for sale. Forbes. (1999 - 5 - 17) [2008 - 1 - 10]. http: //www. forbes. com//forbes/1999/0517/6310136a. html.

[20] US General Accounting Office. Biomedical Research: HHS Direction Needed to Address Financial Conflicts of Interest. Washington, DC: US General Accounting Office, 2001.

[21] Association of American Universities Task Force on Research Accountability. Report on individual and institutional financial conflict of interest. [2008 - 1 - 10] http: //www. aau. edu/research/COI. 01. pdf. Published October 2001.

[22] Association of American Medical Colleges Task Force on Financial Conflicts of Interest in Clinical Research. Protecting subjects, preserving trust, promoting progress II: principles and recommendations for oversight of an institution's financial interests in human subjects research. [2008 - 1 - 10] http: //www. aamc. org/research/coi/2002coireport. pdf.

[23] Association of University Technology Managers. AUTM U. S. Licensing Survey: FY 2004. [2008 - 1 - 14] http: //www. autm. net/events/File/04AUTMSurveySum-USpublic. pdf.

[24] Howard K. Biotechs sue Columbia over fourth Axel patent. Nat Biotechnol, 2003, 21 (9): 955 - 956.

[25] National Conference of State Legislatures. Marketing and direct-toconsumer advertising (DTCA) of pharmaceuticals: October 25, 2007. [2008 - 1 - 15] http: //www. ncsl. org/programs/health/rxads. htm.

原文《Academic Medical Centersand Financial Conflicts of Interest》原载于: JAMA: 2008, 299 (6): 695 -697.

（徐汉辉　译　胡林英　校）

关于医学职业潜规则的系统调查研究

孙福川　尹　梅　王莉媛　任守双　方　毅　洪　明　高　汉　陈　力

一、课题研究简述

本研究主要分两个阶段进行。第一阶段主要进行实地调研，采用问卷调查法、个案访谈法、实地观察法等取得第一手资料。调研期间，共发出问卷 2169 份，收回 1818 份，其中有效问卷 1773 份（医患卷 1754 份，专家卷 19 份）。问卷调研覆盖 16 个省、直辖市、自治区，涉及 37 个城市，共调研了 61 家医院。其中，卫生部新医改试点城市 5 个；三级甲等医院 27 家，三级乙等医院 6 家，二级甲等医院 12 家，二级乙等医院 5 家，城市社区医院及农村乡镇卫生院 11 家；公立医院 54 家，民营医院 7 家；近年来在国内产生过重大影响的医院 9 家。在整个调研期间，访谈了与研究职业潜规则问题密切相关的个人（7 位）与单位（12 家）共 19 个，访谈专家共 26 人。在进行实地考察中，同时收集了典型医院及地区医德规范文件、管理规章、书籍及其他材料共 27 份（套、部）。与此同时，共收集和阅析了有关文献近 400 篇（部）。

第二阶段主要进行理论总结、论文写作与成果应用推广。迄今已公开发表论文 3 篇，待发表 6～8 篇。阶段性研究成果已被应用和推广于本校医学伦理学专业硕士研究生专业课程、本省专业技术人员继续教育知识更新课程；主要内容应邀写入《医患关系学》一书；结题报告要点应邀连续两期发表于《健康报》的"人文视线"专版。作为首创的相关概念、观点、理论等被收入搜狐等著名门户网站以及百度、搜狗等搜索引擎网站。

二、系统调查研究所得出的基本结论

1. 医学职业潜规则的界定

在我国医学人文学学术领域，笔者于 2007 年年初提出并明确界定"医学职业潜规则"这一概念[1]。

鉴于学术界、医务界及社会公众尚不能就医学职业潜规则概念取得共识，本研究在关于医学职业潜规则的调研问卷（专家卷）中特别设计了一个题目，征求了对笔者所提出的医学职业潜规则定义的看法。问卷通过电子邮件形式发给 45 名医学人文学家和医院管理专家，收回有效反馈问卷 19 份。经初步统计，对此定义"同意"的有 3 人，"基本同意"的有 13 人，前两项合计占比 84.2%。其中大多数人对完善这个定义给出了许多中肯的建议。"基本不同意"的有 2 人，"不同意"的有 1 人，后两项合计占比 15.8%。可见，对此定义持肯定观点的专家占绝大多数。

医方和患方问卷未设此题，但从双方反馈问卷关于医学职业潜规则的表现、性质、命运等具

孙福川、尹梅、王莉媛、任守双、方毅、洪明、高汉、陈力，哈尔滨医科大学人文社会科学院

体问题的回答中也能够间接得到类似的答案。例如，有28.1％医务人员认为医学职业潜规则现在和将来都不合理，远超出其他选项，有24.8％的患方人员也持有同样看法，选择的人数也是最多的；有731名医务人员认为医师职业潜规则对医师职业精神有害，有572名患方人员也持有同样看法，都是持相反看法者的2倍以上；明确认为害大于利的医患人数则分别是选择利大于害的11倍多和6倍多，等等。从这些数据可以看出，虽然还没有关于什么是医学职业潜规则的确切定义，但是医患双方对这个词语的理解和使用，尤其是对其本质的把握，都证明了社会公众的认知与笔者所界定的医学职业潜规则概念是一致的，也与国内流行的这个概念的真实含义是一致的。这使得医学职业潜规则概念及其相关问题的讨论具备了广泛认同的客观的社会基础。

故此，笔者对原概念做了一些拓展和具体描述，重新表述为："医学职业潜规则是指医方不当利益诉求在其实际职业行为中的模式化与规则化，即医学职业潜规则本质上是医方（从医者和医疗机构）不当得利（民间所谓黑色收入或灰色收入，即其执业利益完全不正当或执业利益本身正当但得利手段不正当）的反映，其存在基础是失误的医改具体措施或伪医改做法以及社会负面影响累积、叠加而成的错位的管理机制及其不良职业生态，其行为方式虽不公开宣扬但得到业内一定程度的默认，因而暗中或半公开地在某一医疗机构甚至整个医疗行业中实行或流行，其性质明显是同社会倡导的职业显规则相悖的执业行为模式或准则。"

2. 医学职业潜规则的主要表现

问卷中直接涉及这一问题的四个方面的反馈数据统计如下，见表1~4。

表1 医学职业潜规则的主要表现（可多选，医患卷统计）

表现形式	药品回扣	器械回扣	滥施检查	收受患者红包	过度自我保护	其他	漏填
人次	1067	857	777	821	767	140	0
％	60.8	48.9	44.3	46.8	43.7	8.0	0

表2 医学职业潜规则突出表现在谁身上（可多选，医患卷统计）

岗位人员	卫生行政官员	医院院长	科室主任	临床医生	临床护士	其他	漏填
人次	823	804	784	816	294	275	0
％	46.9	45.8	44.7	46.5	16.8	15.7	0

表3 对医师职业精神最有害的潜规则（单选，医患卷统计）

具体的潜规则	按经济收入多少衡量医院业绩	按创收完成情况发放津贴	同类药中哪些药加价多就多开	同类药中哪些药回扣多就多开	患者送红包就对其多关照一些	其他	漏填
人次	518	369	164	379	162	103	58
％	29.5	21.0	9.4	21.6	9.2	5.9	3.4

表4 最难克服的医学职业潜规则（单选，医患卷统计）

具体的潜规则	按经济收入多少衡量医院业绩	按创收完成情况发放津贴	同类药中哪些药加价多就多开	同类药中哪些药回扣多就多开	患者送红包就对其多关照一些	其他	漏填
人次	519	415	153	318	175	106	68
％	29.6	23.7	8.7	18.1	10.0	6.0	3.9

统计数据分别表明：以人们的关注度高低排序，目前我国医院（主要是公立医院）中的职业潜规则的主要表现形式是拿药品回扣、拿医疗器械回扣、收受患者红包、滥施检查、过度自我保护——此结论与公众日常感受相一致（表1）。以反馈信息中确认人次量多少排序，从总体上看，医学职业潜规则突出表现在卫生行政官员、临床医生、医院院长、科室主任身上（表2）。但不同群体的反馈信息数据有着微妙的差异，例如医生群体将卫生行政官员排在首位，其次为院长和科室主任。而患方群体则将临床医生排在首位，其次是科室主任和院长。专家群体则将科室主任和临床医生并列排在首位，其次是院长和卫生行政官员。关于对医学职业精神最有害和最难克服的医学职业潜规则（表3、4），综合起来看，选择最多的两个关键要素是"按经济收入多少衡量医院业绩"和"按创收指标完成情况发放津贴"，而且各个群体对这两个要素的认知和选择非常一致。

综合以上数据，即医学职业潜规则的主要表现既涉及临床服务过程的所有关键行为，又涉及临床服务岗位的所有关键人物，而且在长达20年左右的时间里那些危害最强烈的潜规则一直未得到克服，足以揭示医学职业潜规则已成流行泛滥之势。

3. 医学职业潜规则流行的成因链条

关于医学职业潜规则流行成因链条的命题的系统调研见表5、6。

表5　医学职业潜规则流行的原因（单选，医患卷统计）

具体原因	某些具体医改举措失误	医院管理严重背离公益性	医院院长经济创收政绩观	医生医德水平明显滑坡	社会拜金主义不良影响	其他
人次	985	759	642	553	747	183
％	56.2	43.3	36.6	31.5	42.6	10.4

表6　医学职业潜规则与显规则对比得出的原因（可多选，医患卷统计）

自身或对方原因	潜规则有一定合理性	潜规则虽不合理，但有用	潜规则为业内多数人认可	显规则太陈旧，不适用	显规则都是虚的，没有用	显规则有用，但没起作用	其他
人次	529	676	659	309	387	491	0
％	30.2	38.5	37.6	17.6	22.1	28.0	0

表5表明，如果以个人作为行为主体的话，那么，医院院长的经济创收政绩观和医生的医德水平明显滑坡属于医学职业主体主观方面的原因，其他三个则属于职业生态客观方面的原因。对统计数据的比较表明，认可医学职业主体之主观原因与医学职业生态之客观原因两方面的平均人次量均超过31％，揭示出医学职业潜规则的产生尤其是流行不单纯取决于某一方面，而是由两方面原因相互作用所决定的，但医学职业生态诸要素的作用显然均被看成是主要的。以往的研究者或满足于静态的研究，或满足于某些原因的简单罗列，既看不清医学职业潜规则的历史脉络，也理不清其现实逻辑。

为了克服此致命性弊端，首先，笔者在问卷中专门设计了一个回顾潜规则流行时代背景的题目。绝大多数人的反馈信息认定医学职业潜规则的流行始于20世纪90年代前后，显示出它与社会潜规则流行的同步性；其他一些与潜规则动态变化有关的问题设计，例如潜规则的命运、有针对性地克服潜规则的手段等，也间接地帮助我们描绘出医学职业潜规则形成及流行的大致历史图景。其次，为了避免研究的简单化，尤其是结论的"中药铺化"，笔者以实证调研为基础，辅以研究文献资料尤其是对比研究，再加上对研究潜规则问题具有典型意义的"胡卫民现象"等进行个案解剖，将三者结合起来，相互对比、相互印证、点面互补。综合研究的结论是，作为职业和社会现象的医学职业潜规则，其流行的背景是社会拜金主义的不良影响，直接原因链条则是先有"以药养医"等违背医师职业精神的具体医改举措失误，然后，它催生了医院管理严重背离公益性和医院院长经济创收政绩观至上性的管理错位，从而导致医务人员职业素质的整体滑坡，最后，几大原因综合作用造成医学职业潜规则日渐流行。

表6表明，医学职业潜规则流行的一个重要原因还在于其本身的日渐强势与显规则权威性的日渐弱化。对于这一点，有着亲身经历和感受的业内人士是最有发言权的。在医方的反馈问卷中，均对表6中六个选项有较高认可度，这同总的统计数据基本一致，而且，数据显示医方对前三个潜规则选项的认可度都高于患方（具体比例为35.4%：24.4%，38.7%：38.3%，40.5%：34.1%）（限于篇幅，医方问卷的统计表未予给出）。随机抽取任何一家医院的问卷，对医患双方的这一数据进行对比，都可以得出这样的结论（起码不低于患方）。这至少说明两种职业规则在人们心目中的地位，尤其是医学职业潜规则对整个医疗职业所产生的强大而普遍的影响。深入的研究还表明，医学职业潜规则流行态势之所以久久不能被扭转，更为深层次的原因在于，在职业潜规则下业已形成了一个强固的不当逐利链条，成为其不能轻易被撼动的基础。而且，这个由某些贪官污吏与无良的药商、医者、学者以及媒体等强势设租及寻租者组成的利益联盟，还非常擅长用伪改革来包装自己，要想挑战它都很难。这是在新医改中寻求颠覆职业潜规则有效对策时必须特别加以重视的。

4. 颠覆医学职业潜规则的有效对策

研究医学职业潜规则的目的是终止其流行，恢复显规则居主导地位的常态，即颠覆潜规则。关于能不能颠覆、如何颠覆医学职业潜规则两个问题的调研结果见表7、8。

表7　医学职业潜规则能否被克服（单选，医患卷统计）

选项	能够完全消灭	能够基本克服	能够做到遏制	难以克服	根本不能克服	说不清	其他
人次	115	364	349	424	122	297	83
%	6.6	20.8	19.9	24.2	7.0	16.9	4.6

表8　目前克服医学职业潜规则首选的根本办法（单选，医患卷统计）

选项	以立法和制度确保公立医院的公益性	卫生管理部门不办医院并对其严加管理	医院管理改变个人收入与创收挂钩的做法	医院院长不搞潜规则并对下属严加管理	医务人员加强职业自律，不搞潜规则	其他
人次	1066	115	327	59	138	49
%	60.8	6.6	18.6	3.4	7.7	2.9

表7显示，问卷的前三个选项均属于能够克服医学职业潜规则的判断，只是程度有所区别，后四项则属于对克服医学职业潜规则缺乏信心的反映。总体数据表明对克服医学职业潜规则有信心者比缺少信心者少61人。而该数据的对比分析表明，医方反馈（两类数据比为434：464）与

患方反馈（两类数据比为394：425）基本同上，而专家反馈（两类数据比为14：5）认为可以克服职业潜规则的是缺乏信心者的近3倍。这与他们对于职业潜规则性质的认识基本一致。但具体到一家一家的医院，医患双方对此选择的比例则有明显的差异性，其中的原因很值得进一步研究。这至少提示我们，要颠覆职业潜规则，还需要下工夫取得思想上的共识。

表8显示，无论是填写问卷的整体，还是医方、患方、专家中的任何一方，更多的人都是首先寄希望于政府积极作为以及医院彻底改变经济创收的错误导向，寄希望于公立医院回归公益性，然后才是医院院长及一线医生的职业管理和自律。对问卷中具体建议的统计表明，上述期待的特点更为突出。这为在新医改中颠覆职业潜规则、建设职业精神揭示了客观规律性和首选进路。

5. 医学职业潜规则与医师职业精神理念及行为选择的相互影响

调研问卷在医师职业行为养成总规律及其他大题目下设计了一些隐性的小题目，调查结果见表9～11。

表9　决定医师自己行为选择的首要因素（单选，医患卷统计）

选项	国家法规	医德规范	医院规章	院长要求	身边同事影响	院内流行做法	自我素质	个人收入	个人荣誉	漏填
人次	291	594	261	41	29	114	221	92	16	95
%	16.9	33.9	14.9	2.3	1.7	6.5	12.6	5.2	0.9	5.1

表10　决定医师同事行为选择的首要因素（单选，医患卷统计）

选项	国家法规	医德规范	医院规章	院长要求	身边同事影响	院内流行做法	自我素质	个人收入	个人荣誉	漏填
人次	176	216	180	31	27	67	92	95	7	44
%	18.8	23.1	19.3	3.3	2.9	7.2	9.8	10.2	0.7	4.7

表11　决定大多数医师行为选择的首要因素（单选，专家卷统计）

选项	国家法规	医德规范	医院规章	院长要求	身边同事影响	院内流行做法	自我素质	个人收入	个人荣誉
人次	1	0	2	1	1	4	9	1	0
%	5.3	0	10.6	5.3	5.3	21.2	47.0	5.3	0

三个表中前两项为权威的医学职业显规则，它们一般都与医学职业潜规则对立，但在特殊情况下出现的哪怕小小的失误或不完善、不到位，都会为潜规则的流行大开绿灯甚至推波助澜，从而给医师的行为选择带来巨大的影响；作为直接影响医师个人职业行为选择的主要因素，中间四项属于外在的客观条件，后三项属于个人内在的主观依据。对平时医疗现状的考察说明：在医学职业生态出现严重污染时，这些实际起作用的要素都会同潜规则紧密地纠葛在一起，尤其是这些要素与职业显规则明显不一致的时候。三个表中这些医学职业行为影响要素的比较大量的存在，可以说明医学职业潜规则正是通过模糊甚至颠倒医师正确的执业理念来左右其行为选择的，从而形成流行之势。对悲壮地坚守医师职业精神的典型个案（如"胡卫民现象""张曙现象""杨国梁

现象"等）的反复研究，则进一步印证了这一结论。其中，在从"白衣天使"到"医生也是人"的价值观念嬗变中，医师的职业人格定位出现的某种恶变及危机，例如世俗人格对职业人格的掌控、商人角色对医师角色的挤压、利己算计对利他立场的否定等，这种被严重扭曲的职业理念就是潜规则实际影响医师个人行为选择的最关键的主观环节。

更有价值的是关于以下两家不同类型医院的对比研究：A 医院填写问卷的 19 名医师中选择前两项的有 8 人次，如果再加上选择第三项"医院规章"（此家医院实际运行的规章制度与前两项严格一致，如绝对禁止医师个人待遇同经济创收指标挂钩）的 5 人次，共有 13 人次，选择后 6 项的有 6 人次，而患者认可的也分别是 13 人次和 6 人次，两者之比均大于 2∶1。B 医院填写问卷的 17 名医师中选择前两项的有 8 人次，选择后七项的也有 8 人次，另 1 人次漏填，而患者认可的分别是 8 人次和 10 人次，漏填者 2 人次，两者之比均小于或等于 1∶1。两家医院的现实是：A 医院为国内成功颠覆医学职业潜规则而成为医师职业精神建设的典型，B 医院则为因医学职业潜规则流行而被公开曝光的典型；A 医院是医学职业生态健康的典型，B 医院则是医学职业生态污染的典型。对这两家医院的对比研究揭示了潜规则通过融入、污染职业生态从而大面积扭曲医师执业理念和行为这一规律性。

6. 我国医师职业精神的基本理念

调研从实然与应然两个层面展开，相关调研数据统计结果见表 12～13。

表 12　您了解《医师宣言》吗（单选，医患卷统计）

选项	很了解	大体了解	有点印象，但记不清了	根本没听说过	漏填
人次	223	411	449	565	106
%	12.7	23.4	25.6	32.3	6.0

表 13　合格医师必须具备的医师职业精神理念（可多选，医患卷统计）

选项	敬畏生命	恪守人道	利他主义	患者自主	公平正直	爱岗敬业	其他
人次	1139	1278	503	462	1096	1216	62
%	64.9	72.9	28.7	26.3	62.5	69.3	3.5

实然数据涉及问卷中两个题目，即对国际、国内权威的医师职业精神文献的了解。由表 12 可见，对国际上通行的《医师宣言》这一权威的医师职业精神文献，随着我国医师协会的加入并陆续开展活动，国人已开始关注，但对其有所了解的人数并不多。从前两项数据看，充其量也只能达到 36.1%；对比表明了解人数最多的是专家群体（84.1%），其次是医师群体（52.4%）和患方群体（13.1%），而后两者中了解的人数占各自总人数的比例均不超过 52.4%，其中医师明确回答"根本没听说过"的就占 17.6%（限于篇幅，本文未给出相关的统计表）。另外，需要加以说明的是，调研中发现，即使是医师，也有一些人将《医师宣言》张冠李戴。问卷中特意要求了解者写出主要内容或关键词，但医患问卷中几乎无人加以确切回答。所以，这些应该打折扣的数据表明：与医学技术和设备的快速引进、普遍应用和国人高认知度相比，医师职业精神的对话、接轨和重构显得非常滞后和任重道远。另一项关于对我国最权威的医师职业精神文献了解情况的调研数据也大同小异，甚至对此"根本没听说过"的医师比例（21%）还高于对国际文献不了解的相应比例。

我国当代医师职业精神理念体系的架构应该是什么样的？表 13 中的应然数据给了我们一个

很好的启迪和思路：被调查者认可最多的依次是恪守人道、爱岗敬业、敬畏生命、公平正直（以上各项占比均超过 62%）。其中，患者组中前四条排序与医患总统计数据相同（各项占比均超过 56%），医师组中的相应排序是恪守人道、爱岗敬业、敬畏生命、公平正直（以上各项占比均超过 67%），专家组中最被认可的则是敬畏生命（占比高达 94.7%），其次是恪守人道、爱岗敬业、公平正直、利他主义（此四条占比均超过 84%）以及患者自主（73.7%）。而这些排序靠前的职业理念恰恰都是针对国内现实突出问题的，虽然其中也涵盖了欧美《医师宣言》中"公正"的现代职业理念，但它的被钟爱首先取决于我国公众对医疗保健服务公益性、公正性、公平性回归的强烈诉求。被《医师宣言》高度重视因而列入三原则的"利他""自主"两大理念，在被调查者中却颇受冷落，除在专家组有很高的认可度以外，医患双方的认可度均在 27.5% 以下。尤其值得进一步研究的是，理应得到更多患方认可的这两条内容，除了极个别的例外，绝大多数人的认可度不仅大大低于其他内容，而且低于医师群体对相同内容的认可度。

7. 关于医师职业精神养成的基本规律

这部分的研究突破了职业理念和职业行为两要素原设计框架，综合考虑了职业精神理念、职业行为、职业生态、职业实践四个要素。相关调研数据统计结果见表 9、10 及表 14、15。

表 9、10、14 主要为发现和阐释医师个人职业精神养成总规律而设计。其中，医师反馈的信息应该是最具价值的，故此作为分析的首选。

表 14 显示，医师选择第一项答案（诸选项中最具合理性者）的有 508 人，占比为 54.3%；有超过 12% 的人充分肯定了个人的职业理念尤其是行为对职业生态的影响力，百分比居本题目各项的第二位。一线医师以实践经验证明了他律与自律相互作用是职业精神养成的总规律。

表 14　职业生态、职业理念和职业行为三者关系之看法（单选，医师卷统计）

选项	行为由理念和生态共同决定	行为完全由生态决定	行为完全由理念决定	理念及行为完全由生态决定	群体理念和行为决定生态	其他	漏填
人次	508	94	69	89	113	25	37
%	54.3	10.1	7.4	9.5	12.1	2.7	3.9

对医师问卷中表 9、10 数据的统计结果是：属于职业精神养成规律中他律因素（前六个选项）的总和是自律因素（后三个选项）总和的 4.03 倍（表 9）和 3.60 倍（表 10），这表明他律的重要就在于为个体和整体的职业精神养成提供了实践和逻辑的起点。同时，医师对自我素质（含职业理念）决定自己及同事经常做什么或不做什么的第一因素也有较高的认可度，表明自律为职业精神养成的基点也是他们的重要实践经验。

表 15　新医改中整个行业养成医师职业精神该从何处做起（单选，医师卷统计）

选项	医师职业精神管住政策，使医改政策不偏离它	医学职业精神管住医院，使医院实际管理手段不背离它	医师职业精神管住医生，加强对他们的宣传教育	医师职业精神管住院长，加强对他们的监督和制约	医师职业精神管住根本，所有医务人员都尽力做到自律	说不清	其他
人次	375	126	72	62	177	75	48
%	40.1	13.5	7.7	6.6	18.9	8.0	5.2

表 15 围绕主题所设计的五个选项中，前四个选项均属于他律要素，以其影响宏观职业生态程度的高低依次排序，第五选项纯属个人职业自律。统计数据表明，选择他律诸要素的医师有 635 人，占被调查医师总人数的 67.9%，而比较医师对各个选项的认可数据可发现，选择第一项的医师人数高居首位，占 40.1%，因此，来自实践一线的强烈呼声是：目前，在我国的新医改中，整个医疗行业尤其是公立医院系统若要养成医师职业精神，就必须从他律做起，而起点和重点必须是解决好医改政策设计执行与职业精神坚守创新之间相互关系的问题。

参考文献

孙福川. 医学职业潜规则的颠覆与"伦理生态"的营造——医学职业精神重构的第一要务. 医学与哲学：人文社会医学版，2007，28（3）：14-17.

本文原载于：《医学与哲学》，2012，33（2A）：37-40.

医药企业与医师关系的法律规制

刘　鑫

在我国现阶段，老百姓看病贵、看病难已经成为人们关注的一个重要话题，也是政府工作中在努力寻求改革策略的重要课题之一。虽然影响老百姓看病贵、看病难的因素很多，但在我国，医药流通体制缺陷以及由此引发的药品回扣问题成为众多因素之首，因而医药企业与医师的关系就变得敏感而微妙。在国外也同样如此，在最近的 20 年中，医药企业与医师的关系越来越引起关注[1～5]。医药企业与医师的关系总的来看是好的，但也存在不良的部分。并且正是这些不良的部分破坏了患者与社会对医师的良好评价，加剧了医患紧张，成为诱发医患矛盾的导火索。本文从国内外医药企业与医师的关系现状入手，剖析我国医药企业与医师的关系中的不良层面，力图从法律层面寻求规范双方关系的措施。

一、国内医药企业与医师的关系现状

1. 我国医药企业的现状

我国药品生产企业存在"一小二多三低"的现象："一小"指多数生产企业规模小；"二多"指企业数量多，产品重复多；"三低"指大部分生产企业产品技术含量低，新药研究开发能力低，管理能力及经济效益低。这必然导致企业生产成本高、效益差，缺乏市场竞争力，生产过剩，药品大量积压，这为我国药品生产企业展开低层次的恶性竞争奠定了基础。而我国的药品审批、监管机构存在体制上和职能上的缺陷，政府管理缺位，监管不力，造成我国医药市场的药品购销各个环节利润分配不合理，这为我国药品生产企业开展恶性竞争提供了外在的条件。与此同时，近年来进口药品大幅度增加，对我国的医药市场造成直接冲击，我国的医药企业不得不把主要精力集中在市场竞争上，纷纷采取旧药改新名而身价倍增、以回扣促销、抢占药品市场的伪劣假药代替正规药品等不正当竞争手法，以维持企业的生产或谋取暴利。目前药品市场环境的持续恶化，药品价格的持续攀升，就是不正当竞争的重要表现[6]。

2. 我国医疗机构及医师的现状

当前我国医疗机构的现状可以用三大差别来概括：大医院与基层医疗机构的差别、东部与西部的差别、城市与农村的差别。具体地说，大医院医疗资源丰富、患者多、医师待遇好；大城市、东部沿海地区医疗机构设备先进、过剩，医疗机构密集；小医院医疗设备简陋，患者不足，医师的基本收入难以维系；基层和西部地区医疗机构设备落后，医疗机构少，老百姓就医困难。

虽然，我国对公立医疗机构仍然定位为非营利性质，并且是我国人民群众健康保障的主体，但是，近年来国家对医疗总体投入并没有随着经济的增长而增长。在具体的医疗机构的投入上，国家和地方政府的投入严重不足，很多医疗机构的投入甚至是一种象征性的。医疗机构的生存和

刘鑫，中国政法大学医药法律与伦理研究中心

发展几乎完全靠自给。同时，国家又对医疗机构的医疗服务收费严格限制。于是便形成了"以药养医"的特殊现象，由此也使得医药企业与医疗机构及其医务人员之间固有的关系增添了特殊性。

我国医疗资源分配不均也是一个不争的事实。政府对医疗机构的合理规划和配置缺乏统筹安排和考虑。在大城市和东部、南部沿海地区，医疗资源配备丰富，具有先进的医疗仪器、设备和优良的医师队伍，医疗护理水平较高。

3. 医药企业与医师的关系

医药企业与医师之间的关系应当是互相依赖、相互依存的关系。医师对患者的诊断和治疗最终需要借助药物或医疗器械来实现。没有药物，医师的医术再高明，也等于是无米之炊。而医药企业生产出来的药物，即使药物再好，如果用得不当，可能适得其反。只有医师对患者的病情诊断清楚之后，才可能对症下药，药物的价值和作用才能得以实现。同时，医师将自己治疗疾病的想法、要求和使用某种特定药物的反馈信息传递给医药企业，医药企业可以对药物进行改进，生产出更好的药物。

既然两者之间的关系如此密切，如果他们之间能够很好地协作与配合，在使患者的疾病得以治愈的同时，医师和医药企业也获得了很好的收益，可谓是三方皆赢的最好结局。但是，医药企业毕竟是以追究其商业利润为目的，尤其是在医药市场管理混乱、医药企业竞争无序的情况下，医药企业可能就会采用一些不正当的竞争手段来推销自己的产品，甚至会采用一些损害患者利益的手段。在这样的目的和动机驱使之下，两者之间的关系就会扭曲、畸形，就可能会形成医药企业与医师勾结，而损害患者利益的局面，因此，要使医药企业与医师的关系朝着健康、有序的方向发展，就需要营造良好的外部环境，尤其是需要构建一个健康、有序、公平、透明的市场环境。这其中就少不了政府的监管。在市场经济体制的环境下，市场监管更主要体现在法律监管上。

二、国外医药企业与医师的关系现状

据统计，美国各大医药企业每年要花费 60 亿美元来进行各种公关促销活动，这些活动包括研讨会、培训计划等。这些活动实际上是通过各种名目把钱"砸"在了医生身上。例如，免费送医生去各地享受豪华旅行，送给他们价值不菲的礼品甚至现金等。在美国活跃着一批为各大药商服务的"医药代表"。他们的主要任务就是和医生保持经常联系，一面向医生提供新药方面的咨询，一面悄悄地把礼品塞给医生[7]，因此，在医药企业与医师的交往中，自然就会出现馈赠礼物的现象。E. C. Campbell 等 [8] 的研究表明，在美国约有 9 万名医药代表，平均每 4.7 个诊所医师就有一名医药代表。住院医师平均每年接受 6 件礼物，并且住院医师的培训项目取决于医药企业是否提供旅行费用以及宴请等。在其进行的 6 个专业的调查中，94％的医师与医药企业有各种类型的关系，主要包括在工作场所接受食物（83％）或者接受药物样品（78％）。35％的医师接受过专业会议或者继续教育活动的费用资助，28％的医师接受过咨询、演讲或者招募患者参加实验的报酬。A. Wazana[9] 对 1994－2000 年美国 MEDLINE 数据库中用英文发表的有关论文进行提炼，共计 538 项研究符合入选条件，对其中 29 项研究进行了分析。结果显示：医生与医药代表接触的频率大约为每个月 4 次，平均每年接受销售代表赠送的 6 件礼物。2001 年发表的另一项调查结果表明，92％的医生接受药物样品，61％的医生接受医药企业代表的请客、送礼或参与医药企业提供的免费旅游，13％的医生接受有价证券或其他类事物，12％接受临床试验中的馈赠。

医生是否接受了医药生产企业的礼物就一定会为其多开药？其实并非尽然。研究表明，医生认为所收医药代表的礼物对处方习惯无明显影响。

按照国际惯例，医药企业应将利润的一部分再投入到临床医学界，这种再投入的方式可以多种多样。直接的方式有资助医疗科研活动，为医生提供继续教育的机会，包括资助医生参加国内和国际的学术交流。间接的方式包括资助医学团体的学术会议、在医学专业期刊上投放广告、资助学术期刊的继续教育栏目等。这种资助在美国是合法的，因此，在这样一种特殊的依赖关系之下完全禁止医药企业对医疗机构及医师的资助是不可能的，必须要通过立法来加以规制。在西方国家，往往通过行业协会自律与国家立法并举两方面的手段，来规制医药代表与医师之间的关系。

美国药物研究和生产联合会（Pharmaceutical Research and Manufacturers of America，PhRMA）在2002年制定了新的行为规范。该规范规定：①其成员研制和上市新药的目的是为了延长患者的生命并使其生活得更加健康，其使命之一是要为医务人员提供有关产品最新、翔实且准确的处方资料，从而有助于患者的健康和生命。②重申了医药代表与医生之间的关系首先应有益于患者并有助于药物的规范使用。③规定医药生产企业送给医生的礼物应不超过100美元，且该礼物至少看上去有助于患者（例如笔、记事本和听诊器）。美国医学会和美国内科医学理事会也采用了类似的准则。

2003年4月，美国监察长办公室公布了对制药公司的指导性文件，解释了企业的哪些欺诈和违法行为可能面临国家的起诉。该文件表明医药企业付给医生的费用是否构成回扣主要看4个方面：①医药企业的行为是否通过降低专业人员判断的客观性而干涉临床决定；②是否导致该公司产品销量的增加；③是否导致联邦政府医疗费用支出的增加；④是否影响患者的安全或医疗的质量[10,11]。

三、国内对医药企业与医师关系规制的现状

国内对医药企业与医师之间的关系进行的系统研究很少，更多的研究主要都是停留在处方回扣是否构成犯罪以及如何避免医师收受药品回扣问题上，但所做的一切都只是事后补救而非事前防范。事后对有关责任人员进行严厉打击虽然可以达到惩前毖后的作用，但是毕竟不是治本之策。

早在2005年12月，中共中央政治局就召开会议，决定把治理商业贿赂作为2006年反腐败工作的重点。紧接着，2006年2月中央下发了《关于开展治理商业贿赂专项工作的意见》，由中共中央纪律检查委员会（简称中纪委）牵头成立"反商业贿赂领导小组"，22个部委联合执法，将商业贿赂首次纳入反腐败体系中，反商业贿赂风暴由此掀开。

在国家大的反商业贿赂的形势之下，医疗行业也开展了一场声势浩大的反商业贿赂的行动。2006年3月，卫生部召开全国卫生系统治理医药购销领域商业贿赂专项工作会议，并于4月下发《开展治理医药购销领域商业贿赂专项工作实施方案》。对行贿方实行"黑名单"制度，凡列入"黑名单"的企业，2年内取消其参加药品、医用设备、医用耗材招标投标的资格，医疗机构不得采购其产品。对受贿方分为4类并分别采取措施，即医疗机构、医疗机构的领导及有关工作人员、医务人员以及卫生、中医药行政机关工作人员。

2006年6月，卫生部再次表态，把整治医药回扣和提成列为治理医药购销领域商业贿赂的主要工作，并将通过三种措施来打击医药购销领域的灰色收入：①建立黑名单制度，今后行业贿

赂企业将被列入黑名单并向社会公布；②制定医疗卫生机构接受捐赠和赞助的管理办法，以防止发生不规范的行为；③制定恢复医生处方通用名的方案，以切断医务人员和药品生产企业、流通企业之间的关系。2007年5月1日实施的《处方管理办法》明确医师开具处方必须使用通用名。

截止到2006年年底，全国共查处医药卫生领域的商业贿赂案件2500起，涉案金额达到6亿，医务人员上缴红包、提成等2.5亿元，这足以给医生和医药代表带来很大的社会压力和心理负担。有作者报道，在全国医药行业，作为商业贿赂的药品回扣，每年侵吞国家资产约7.72亿元，约占全国医药行业全年税收的16％[12]。

与此同时，我国有关医药领域行贿受贿的刑事立法工作也在同期进行。针对处方回扣缺乏刑法规制这一问题，2005年12月下旬，第十届全国人民代表大会常务委员会第19次会议将《中华人民共和国刑法修正案（六）草案》提交大会审议，后经征求意见和修改，于2006年6月29日第十届全国人民代表大会常务委员会第22次会议通过了《中华人民共和国刑法修正案（六）》，将刑法第163条修改为："公司、企业或者其他单位的工作人员利用职务上的便利，索取他人财物或者非法收受他人财物，为他人谋取利益，数额较大的，处5年以下有期徒刑或者拘役；数额巨大的，处5年以上有期徒刑，可以并处没收财产。"这项修改，直接将医师纳入商业受贿罪的主体范畴[12]。

目前因为药品审批、销售中产生的行贿受贿行为，多名政府行政官员已经被追究法律责任。国家食品药品监督管理总局原局长还被执行了死刑。一些医药企业的管理人员和医药代表、一些医疗机构的管理人员和医务人员也被追究了各种形式和程度的行政责任和刑事责任。

关于医师与医药代表之间的关系，2006年有两个比较有意义的行业自律准则出台。其一，2006年10月18日，中国化学制药工业协会受国家食品药品监督管理总局委托制定的《医药代表行为准则》（以下简称《准则》）讨论稿发布，并在网上征求对讨论稿的意见。单独颁布一个行政规定来规范销售代表的行为，这在我国其他行业是并不多见的。《准则》首先肯定医药代表是一种正当职业，对医药代表的准入条件和行为做出了明确规范。《准则》对捐赠品、专题研讨会、学术会议、宣传及其他交流活动均有规范，明确表示医药代表的收入制度不得与医生开具处方多寡有关联。外资医药企业在规范医药代表行为方面一直走在行业的前面。其二，中国外商投资企业协会药品研制和开发行业委员会（R&D-based pharmaceutical association committee，RDPAC）于2006年年底出台新的《RDPAC药品推广行为准则》，并于2010年进行了修订。该准则要求医药企业在推广药品时应当准确，不误导，并提供实证证据，并且规范了医药企业的赞助、资助、招待以及学术会议的付费行为，也规范了医药企业赠送医务人员的礼品与样品的行为[13]。

同时，为了规范医药企业等的捐赠行为，防止变相药品回扣行为，卫生部于2007年4月公布了《医疗卫生机构接受社会捐赠资助管理暂行办法》。该办法规定，医疗卫生机构接受捐赠资助，须由单位监察部门会同财务部门、业务部门对捐赠资助人的捐赠资助方案予以审核，根据捐赠资助项目是否属于公益非营利性质、是否涉嫌商业贿赂和不正当竞争等情况，提出是否接受捐赠资助意见，并报单位领导集体审核同意。捐赠资助必须符合公益性目的，主要用于贫困患者救治、面向公众的健康教育、卫生技术人员培训、医学交流、科学研究、医疗卫生机构的服务设施建设等公益非营利性业务活动。

四、对医药企业与医师关系的法律规制

比较以上国内外医药企业与医生关系的情况可以看出，在国外，尤其是西方发达国家，有关

机构和学者对医药企业与医师关系有过比较系统、全面的调查和研究，对于医药企业与医师之间的关系掌握得比较全面、准确，因此，在应对和处理上，有一整套措施和办法。相比较而言，国内这方面的研究比较少，缺乏全面、系统、科学的调研数据，对于医药企业与医师之间的关系的认识停留在感性和模糊的层面，就事论事较多，相关的立法也明显滞后，行业自律基本上没有发挥作用。在司法实践中对具体案件的裁判随意性较大，受政策影响明显。即使是国家立法机关作出了相关立法规定，在学术界仍然引起比较大的争议[14]。

1. 建立起健康的医药销售市场

政府通过立法和政策引导，建立健全真正意义上的药品流通市场，促进药品生产、流通企业的正常有序的竞争，坚决杜绝不正当竞争和恶性竞争，有助于杜绝医药企业的商业行为，从而维持良好的医药企业与医师之间的关系。

药品监督管理部门在促进生产结构调整和保证用药安全有效方面发挥了积极作用。物价部门对药品的多次降价、药品招标采购的促进也发挥了积极作用。但由于我国食品药品监督管理总局是药品生产的管理部门，而药品价格的核定者却是物价部门，他们难以确定不同药品的真实成本和利润，使药品降价和招标采购所起的作用极其有限，反而在药品流通环节上增加了障碍，为商业贿赂的滋生增添了可乘之机。

1996 年我国医药企业有 5396 家。其中，国家特大型企业有 4 家，大型企业有 117 家，中型企业有 548 家，占我国医药工业总产值的 2/3 以上，利润占 90％左右。剩余的绝大多数是重复生产的中小企业，这些企业在产品结构、质量标准、制剂工艺等方面都缺乏竞争能力，产品科技含量低，创新力弱。而且截至 2004 年年底，还有 1340 家未通过生产质量管理规范（good manufacturing practice，GMP）认证[15]。由于企业数量多、规模小，难以实施有效监管，很容易产生恶性竞争和不正当竞争，于是医药企业之间的竞争就转变为给医院、医师多少回扣及回扣方式上的竞争，使一些医生沦为药品销售员。从药品流通上看，药品从出厂到患者于中，经历了药品生产企业→药品招标单位→批发企业→代理商→医药代表→医院和药店→患者等环节，其中在医院还有药事管理委员会、科主任、临床医生、药剂科主任、财务科、库管和采购等环节，而这些环节都可能存在回扣等商业贿赂行为。药品的价格在这些环节中节节攀升。可以说流通环节是医疗领域商业贿赂的主要阵地，也是实施法律规制的重点领域[16]。

政府应加强医药生产和流通行业的管理，规范药品 GMP 和供应规范（good supply practice，GSP）认证体系的建设，严格执行药品生产经营的市场准入制度，实行对技术含量低的中小企业的兼并重组，减少重复建设，扩大规模，提高质量，优化资源配置，加大政府对药品价格的监管力度，加快药品流通体制改革，鼓励药品经营企业集团化、连锁化，进一步加强药品生产成本核算与市场供求分析，重新核定政府定价的药品价格，加强对零售药品的价格监督检查，增加药品价格的透明度，强化社会的监督作用，建立健全药品市场公开、公平、合法竞争的新秩序，建立社会信用体系。通过专门立法来促进医药流通市场的建立，通过执法监管来保障医药市场的健康运作与发展。通过市场的优胜劣汰规律，规范医药企业的健康发展。目前，卫生部开展的"黑名单"制度是一个较好的制度，但还需要与药物监督部门联合，尤其是要实现全国联网协作，信息共享，从而能够在全国范围对药品生产、流通企业实施有效管理。

2. 规范医药企业的商业行为

医药企业的经销行为是否规范直接决定其是否存在商业贿赂，因此，在国家对整个医药市场实施规范管理的同时，还要加强医药企业营销行为的规制，尤其是规范医药代表的商业行为。这一点主要从国家立法和行业自律两方面入手。

前已述及，在 2006 年，中国化学制药工业协会受国家食品药品监督管理总局委托制定了《医药代表行为准则》，中国外商投资企业协会药品研制和开发委员会也制定了《药品推广行为准则》，这是规范医药企业销售行为的行业自律的准则。但是我国长期以来形成的传统是行业协会缺乏权威性，对于行业内的管理能力有限。这两个规则如果仅仅以行业协会的名义发布实施，可能收效甚微，因此，在目前情况下，国家有关行政管理部门应当通过行政管理的方式，对这些行业协会发布的文件予以确认和推荐，并作为考核、考评企业声誉和行为的标准，甚至与前述的"黑名单"制度联系起来，方可收到明显效果。

另外，国家有关部门还应当加大相关的立法，尤其是行政主管部门制定的行政规章之类的规范性文件，制定和修订都比较快，由于直接管理的关系，也比较容易为被管理的医药企业接受和实施。卫生部 2007 年 4 月 6 日颁布并实施的《医疗卫生机构接受社会捐赠资助管理暂行办法》是这方面工作的一个典范，但是该办法也仍然存在可商榷之处。

第一，捐助对象限定为"是指依法成立、具有独立法人资格、从事医疗卫生服务活动、不以营利为目的的医疗卫生事业单位"——医疗机构。对属于企业性质的医疗机构、营利性医疗机构、其他机构如行业协会，则没有限制，这为医药企业打擦边球埋下了隐患。

第二，医疗卫生机构接受的社会捐赠资助财产主要用于贫困患者救治、面向公众的健康教育、卫生技术人员培训、医学交流、科学研究、医疗卫生机构的服务设施建设等公益非营利性业务活动。这虽然与国际上通行惯例一致，但是在具体操作实施上，也难免会被钻空子，如"卫生技术人员培训、医学交流、科学研究"就可以用在具体的对医药企业"贡献大"的医生身上。

在这方面美国的做法值得学习和借鉴。美国针对学术医学中心（Academic Medical Center，AMC）提出了《抑制利益冲突的建议》（表 1)[17]：

表 1 《抑制利益冲突的建议》的主要内容

行为	规范
医生直接从医药企业获得礼物、免费套餐	取消
提供免费样品、其他患者使用产品	购物券、其他间接销售系统
设立演讲局和医药代表	取消
支持医生、实习生旅行费用	捐赠至无利益冲突的中心机构
直接赞助继续教育项目	捐赠至无利益冲突的中心机构
咨询、演讲费用，科学研究协议	透明，明确服务条款，接受公众检查

3. 国家加大医疗投入，取消以药养医的医疗模式

"以药养医"的体制导致商业贿赂。长期以来，我国实行"医药不分家"的模式为医生利用诊疗过程中的处方权收取药品回扣创造了条件。医师收受回扣的现象，从根本上讲是国家允许的"以药养医"体制造成的[18]。另外，我国的卫生资源规划布局不合理，有限的国家财政投入不平衡，也加剧了医生收受回扣的现象，因此，应当调整国家的医药政策，加大国家在医疗保障领域的投入，整合卫生体制条块分割的局面，健全医药卫生的法律保障，为实现区域卫生规划的全行业管理奠定基础。

法律制度的缺失已经成为影响医疗行业健康发展的最大障碍。我国目前尚无一个明确的医院

产权属性的国家法律或行政法规。国家应当立法来促进我国医疗卫生事业的建设和发展。国家在医疗投入上应当合理配置卫生资源，改变目前卫生资源的倒三角的配置方式。具体做法是：①提高农村卫生投入，健全农村医疗服务网，不断开拓新的和更高级的医疗服务，避免将本可在当地农村解决的问题带到城市。②对城市的大医院和小医院、社区医院进行改革，实现双向转诊的协作式医疗服务模式，实现就医人员的分流，扩大治疗主体，改变目前绝大多数人在大医院就医的情况，增加社区和中小医院的卫生资源投入，建立大型的、先进的医疗设备共享机制。③明确公立医院和私立医院的功能定位：公立医院着重于提供基本的医疗服务，满足居民基本的医疗需求，国家对其可以多投入，因此，这样的医院应当是中小型医院。私立医院应定位于发展高端市场服务，满足中高阶层人士特殊和更高层次的医疗需求，这样的医院可以是大型综合性医院。可以说，公立医院的社会职责和目标模糊不清以及公益性淡化的市场化倾向，是导致整个医疗行业竞争环境不公平和医疗产业畸形化的重要原因之一。

应改革医药体制，健全医疗补偿。调整医疗收费价格，弱化医疗机构提高自身效用与医疗服务供给量的正相关关系，建立药品价格的合理定价体制，改变"药价虚高"的局面，压缩药价操作空间。只有建立起合理的医疗补偿机制，才能引导医生根据患者的病情合理用药，减少经营者商业贿赂的动机。具体做法是：①实行政府指导价、政府定价和市场调节的价格管理形式。②成立门诊药房托管中心，对辖区内的医院门诊药房进行政府托管。托管后的门诊药房与医院财务脱钩，独立核算，照章纳税，财务由托管中心统一管理。托管中心对每个医院门诊药房的业务量单独核算，财务公开，由医院核对监督。政府托管的模式在国家财政不宽裕的情况下，为解决医药企业中存在的许多问题提供了一种良好的思路[16]。

4. 加强医师执业监管

国家对执业医师的监管既包括医疗机构的内部管理，也包括卫生行政机构的外部行政监管，还包括国家的司法监督。

（1）医疗机构的内部管理。我国是实行医疗机构行医执业的国家，医师必须依托一个具体的医疗机构才能开展医疗业务。医疗机构对于其聘用的医师，无论是从执行国家许可下的医疗执业行为，还是从保障患者的合法权益的角度，都应当加强对医师的监督和管理。医疗机构对医师的管理主要从以下几个方面实现：①对医疗执业范围和执业权限的管理，包括对具体医师的医师技术职务的聘任、允许实施医疗技术的范畴、对处方权范围的控制等。②对医师进行技术和纪律的管理，包括日常工作制度和工作纪律的约束和要求，对违纪行为进行批评教育，乃至处分。③对医师执业业绩的考评和考核。2007年1月卫生部出台的《医师定期考核管理办法》是卫生部为了加强对医师执行水平和执业综合能力考评的具体实施办法。

（2）卫生行政机构的外部行政监管。卫生行政机构是我国医疗机构及医务人员的行政管理机构，负责对辖区内医师执业情况实施行政监督和管理，对于违反执业规则的医师，有权根据法律规定实施行政处罚。根据《中华人民共和国执业医师法》第4条规定，国务院卫生行政部门主管全国的医师工作，县级以上地方人民政府卫生行政部门负责管理本行政区域内的医师工作。医师在其执业过程中，出现违反医师执业规则和义务的行为，相关的卫生行政机关可以给予警告或者责令暂停6个月以上1年以下执业活动；情节严重的，吊销其执业证书；构成犯罪的，交由司法机关追究刑事责任。《中华人民共和国医疗事故处理条例》第55条规定，对发生医疗事故的有关医务人员，尚不够刑事处罚的，依法给予行政处分或者纪律处分，并可以责令暂停6个月以上1年以下执业活动；情节严重的，吊销其执业证书。虽然有法律的明确规定，但是现实中卫生行政部门对医疗机构及其医务人员违法执业的情况监管不到位，确有少数违法违规的医疗机构及其医务人员存在，破坏医疗行业声誉，严重影响患者、社会对医疗行业的评价，加剧医患间的紧张关系，因此，对于非法收受医药企业回扣、贿赂的医务人员应当加大监管及处罚力度。

（3）司法监督，主要指的是刑事监督。对在医疗执业中违反国家规定，利用国家授予的医疗职业行为的便利，开具损害患者利益的处方，收受医药企业的回扣或者其他带有回扣性质的利益的，依照国家刑法规定，追究其刑事责任。对于医师开具处方追究刑事责任的问题，虽然在理论界尚有争议，其中既包括医师收受处方回扣是否应当科以刑事处罚、采用《中华人民共和国刑法》第163条是否合适等。但是，从公司、企业或者其他单位的工作人员受贿罪的犯罪构成上看，符合犯罪构成的4个要件者，应当依法追究刑事责任。鉴于文章篇幅，本文对此不做专门讨论。

参考文献

[1] Moynihan R. Who pays for pizza? Redefining the relationships between doctors and drug companies. BMJ，2003，326：1189 - 1192.

[2] Rothman DJ. Medical professionalism—focusing on real issues. N Engl J Med，2000，342：1284 - 1286.

[3] Studdert DM，Mello MM，Brennan TA. Financial conflict of interest in physicians' relationships with the pharmaceutical industry—self-regulation in the shadow of federal prosecution. N Engl J Med，2004，351：1891 -1900.

[4] Blumenthal D. Doctors and drug companies. N Engl J Med，2004，351：1885 - 1890.

[5] Bodenheimer T. Uneasy alliance—clinical investigators and the pharmaceutical industry. N Engl J Med，2000，342：1539 - 1544.

[6] 何绮文. 药品回扣治理的理性思考. 国际医药卫生导报，2005，9：6 - 8.

[7] 张海洋. 美国医生"巧妙"拿回扣. 环球时报，2002 - 02 - 28（2）.

[8] Campbell EC，Gruen RL，Mountford L，et al. A national survey of physician-industry relationships. N Engl J Med，2004，356（17）：1742 - 1750.

[9] Wazana A. Physicians and the pharmaceutical industry：is a gift ever just a gift? JAMA，2000，283：373 -380.

[10] 游苏宁. 如何正确看待医药生产企业与医生的关系（上）. 医师报，2007 - 5 - 17.

[11] 游苏宁. 如何正确看待医药生产企业与医生的关系（下）. 医师报，2007 - 5 - 24.

[12] 陈志华. 受贿犯罪主体立法变迁与医师受贿. //中国医学人文评论（第1卷）. 北京：北京大学医学出版社，2007：55 - 59.

[13] 中国外商投资企业协会药品研制和开发委员会. RDPAC药品推广行为准则，2010年修订.

[14] 邓立强. 医务人员不适用商业贿赂罪. 中国医院院长，2006，4：7.

[15] 高强. 关于"卫生事业的改革与发展"的报告.（2005 - 08 - 01）[2007 - 08 - 12] http：//news. xinhuanet. com/report/2005 - 08/01/content_ 3365157. htm.

[16] 陈晓春. 反商业贿赂与我国医疗体制改革. 探索与争鸣，2006，3：26 - 28.

[17] Brennan TA，Rothman DJ，Blank L，et al. Health industry practices that create conflicts of interest：a policy proposal for academic medical centers. JAMA，2006，295：429 - 433.

[18] 叶利军，金晓明. 医药购销领域商业贿赂的成因与治理. 医学与社会，2006，11：38 - 39.

注：本文是"十二五"中华人民共和国司法部和科技部国家科技支撑项目"司法鉴定关键技术"（编号2012BAK16B02 - 2）基金项目成果。原载于《中国现代药物应用》2007年第3期，本次发表有修改。

患者视角：医师应该告知医疗差错吗？

——全国 10 城市 4000 名住院患者问卷调查研究报告之三

杨　阳　杜治政　赵明杰　孔祥金　秦　怡

《新世纪的医师职业精神——医师宣言》指出，医师具有对患者负有诚实的责任，在发生医疗伤害时，应该立即将情况告知患者，以赢得患者和社会的信任[1]。医师如何认识医疗差错，在发生医疗差错时怎样处理，发现差错后是否及时报告，不仅直接影响着患者的诊疗质量，而且也从另一个层面反映了医师的专业精神。可见，医疗差错是研究医师职业精神的一个重要问题。本文是"从患者视角对医师职业精神的问卷调查的研究"的一部分，通过对全国 10 个城市、4000 名住院患者的调查，以封闭式问卷调查结合个别访谈的形式，了解患者对医疗差错的认识及患者对当前医师对待医疗差错态度和做法的评价，旨在为正确认识医疗差错、建立有效的预防机制、保证医疗质量、更好地促进医患关系和谐提供依据。

一、研究对象和方法

一直以来医疗差错问题备受国内外医疗界乃至全社会的关注，特别是 1999 年美国医学研究所（Institute of Medicine，IOM）发表了名为《人是会犯错的——建立一个更安全的保健系统》（To Err is Human：Building a Safer Health System）的报告，更是引发了人们对医疗差错问题的进一步研究。该报告称，每年有 98 000 万人死于可以预防的医疗差错，这一数字远远超过了工伤、交通事故、乳腺癌和艾滋病的死亡人数[2]。英国也有官方报道称，每年有 40 000 名住院患者死于医疗差错。在我国，医疗事故率也在不断攀升，仅 1998 年就比前一年增加了 80％以上[3]。可见，医疗差错已经成为危及患者安全和医疗质量的重要问题。

然而，有关医疗差错的界定、产生原因以及分类至今仍未有明确的一致的认识。我国法律中除对医疗事故进行明确界定外，并无有关医疗差错定义的明确表述。美国 IOM 曾将医疗中的差错（error）定义为：计划行动的失效，即某行动因故意或利用错误的方法以达到特定目的[2]。本研究中的医疗差错是指由于医务人员的过失，在医疗服务过程中故意或使用了错误的方法导致的有违预期目标或医学规范的行为，包括对患者直接造成死亡、残疾、组织器官损伤而导致功能障碍等严重后果的医疗事故，也包括经及时纠正未给患者造成严重后果或未造成任何后果的工作失误[4]。鉴于患者对医疗知识和信息掌握的有限性，调查中并未对医疗差错进行严格的区分（如医疗过失、医疗差错、医疗事故），而是包含了造成严重伤害和未造成严重后果乃至任何后果的一切差错。由于对医疗差错的不同界定和医疗风险的认知程度直接决定了患者对待医师在医疗过程中发生差错的态度，而医疗差错的大小和引发后果的性质与严重程度也对患者的态度有所影响[5]，因此，本调查数据只能反映基本的认知。

杨阳、杜治政、赵明杰、孔祥金、秦怡，大连医科大学《医学与哲学》杂志为了更加细致地对研究中的具体问题进行分析，以"从患者视角对医师职业精神的问卷调查的研究"中的部分医疗差错问题为参考，笔者另行设计了"医师对医疗差错的认知态度及报告情况调查问卷"，在大连市三所三甲医院中，随机抽取了 52 名医师进行了补充调查（以下简称"医师调查"），发出问卷 52 份，收回 52 份，有效率 100%。其中男女医师各 26 人，比例为 1：1。年龄范围在 26～60 岁，平均年龄为 37.4 岁。主治医师 18 人（占 34.6%），副主任医师以上 26 名（占 50%）。科室以内、外科为主。其他基本情况见表 1。

表 1　被调查医师的基本情况（n=52）

职称	人数（%）	科室	人数（%）
实习医师	1.9	内科	23.1
住院医师	13.5	外科	23.1
主治医师	34.6	妇科	17.3
副主任医师	25.0	儿科	5.8
主任医师	25.0	急诊	5.8
		重症监护病房	9.6
		神经科	9.6
		其他	5.7

二、结果与分析

1. 患者对医疗差错的认知

为了了解患者对医疗差错的认知情况，本研究就医疗差错的客观性，即能否避免，进行了调查。结果显示，70.3% 的患者认为医疗差错是可以避免的，其中 23.5% 的患者认为医疗差错是可以完全避免的，认为医疗差错难以或不可能避免的只有 29.8%。这说明绝大部分患者（城市和农村患者的认知没有差异性）并没有认识到医疗差错的客观性。他们对现代医疗技术比较认可且具有很高的期待，认为医疗差错是可以通过主观因素予以克服的。

调查中，一位 50 多岁的女性农村患者曾因脑血栓和子宫肌瘤住过两次院。她十分肯定地说，医疗差错的发生，"就是大夫马虎大意呗，没责任心呗，那还能因为啥？"

与此结果不同，对医师的调查显示，大部分医师对此问题与患者的认知有所不同。在 52 名被调查的医师中，有 52% 的医师认为医疗差错是难以或不可能避免的。这说明由于对医学知识和技术的掌握与理解程度的不同，大部分医师能够认识到同其他科技领域一样，医学领域存在不可避免的可错性。医疗差错的客观性，即医疗差错的不可避免是由医学的复杂性、不确定性、可变性和高风险性等因素决定的。

值得注意的是，调查中仍有 48% 的医师同大多数患者一样，认为医疗差错可以避免（图 1），这说明当前无论是专业的医务工作者还是作为外行的广大公众，在对医疗差错的认识和鉴别上都存在一定的困惑，这进一步说明了医疗差错的复杂性，即对医疗差错的界定、性质及分类等具体问题仍存在不同的看法和争议，也给具体实践增加了困难。

2. 患者对医师告知医疗差错的强烈要求

在本研究中，假设被调查患者的身上发生了医疗差错，问及他们是否要求医师告知。结果显示，有 94.6% 的患者认为医师应当坦诚告知医疗差错，这说明患者对发生的影响其自身健康的医疗差错有着强烈的被告知要求，这与以往国内外其他调查结论相一致。在英国的一项健康计划中，K. M. Mazor 等[6]对 990 名患者进行了调查，结果显示，几乎所有的被调查者（99%）都表示只要是医疗差错，无论大小，一旦发现就应该及时揭露。其中大部分患者表示他们需要知道医疗服务中出现的任何失误，乃至那些可能造成伤害但由于偶然或及时干预而未造成损失的差错，即近似失误。另外一项对美国加利福尼亚一所教学医院门诊的 149 名内科患者进行的调查显示，98% 的被调查者提出，他们希望被告知医疗差错，不管差错是否造成伤害及伤害程度的轻重如何[7]。

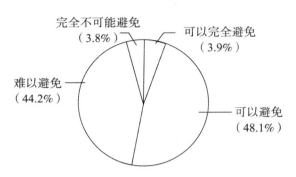

图 1　医师对医疗差错的认知情况

相对于患者要求揭露医疗差错的强烈渴望，国外有调查研究显示，医师同样认为应该揭露会产生严重后果的差错，但涉及具体问题时，两者则表现出了一定程度上的差异。英国的一项对眼科医师和眼科患者的调查发现，相对 92% 的患者，只有 60% 的医师认为应该将白内障手术中的并发症——后囊破裂告知患者[8]。这一结果也在笔者的医师调查中得到了证实。在问及发生医疗差错后医师的一般态度时，只有 11.5% 的被调查者认为医师会主动将差错告知患者，纠正错误并请求患者的原谅。

3. 患者对当前医师对待医疗差错做法的评价

调查显示，分别有 42.1% 和 10.2% 的患者认为，当前在发生医疗差错后，医师并不会主动揭露而是会尽量隐瞒或缄口不提发生的过失（表 2）。这说明，大部分患者对当前医师告知医疗差错的情况并不乐观，他们对医师的职业操守和专业精神并不看好，不能完全地信任医师。

表 2　患者眼中医师对待医疗差错的态度一（%）

	城市	农村	总计
尽量隐瞒掩盖（n,%）	959（47.6）	696（36.3）	1655（42.1）
向上级领导汇报（n,%）	856（42.5）	1021（53.2）	1877（47.4）
谁也不讲（n,%）	198（9.9）	202（10.5）	400（10.2）
总计（n,%）	2013（100）	1919（100）	3932（100）

表 3　患者眼中医师对待医疗差错的态度二（%）

	城市	农村	总计
能坦诚相待（n,%）	771（38.3）	896（46.7）	1667（42.4）
不能坦诚相待（n,%）	1242（61.7）	1023（53.3）	2265（57.6）
总计（n,%）	2013（100）	1919（100）	3932（100）

此外，与农村患者（53.3%）相比，城市中有更多的患者（61.7%）认为在发生医疗差错后，医师不能以诚相待、坦然告知（表3）。结合上一问题的调查结果分析推断，一方面可能是因为城市被调查患者受教育程度普遍偏高，其权利意识更强烈，导致了对医师的更高期望和要求，而当发现或了解个别医师的违规行为时，倾向于做出更多的负性评价。另一方面，可能是由于电视、网络等新闻媒体有关医疗事故和医疗纠纷等负面信息的报道和传播，与农村相比，发生在城市的医疗事件的影响范围更大、传播速度更快，因此，大众舆论导向也引发被调查者产生带有更多倾向性的主观判断，认为现在的医师不能对患者以诚相待。

患者的这一认识与医师存在出入。尽管对医师的调查中只有11.5%的被调查者认为发生医疗差错后会主动告知患者，但仍有36名医师，占总数的69.3%，认为发生了医疗差错后会向上级领导汇报（图2）。结合对患者的调查中有47.4%的被调查者认为医师会向上级领导汇报，分析可知，无论医师还是患者均认识到个体在处理医疗差错时的有限性，而对上级领导等专业或行政权威充满了认可和期待。

研究问卷中并没有对医疗差错的性质和产生后果的大小做特别区分，因此，对这一结果的认识应该有所保留，因为通常对患者会造成明显严重损害的医疗事故，医师往往是无法掩盖的。而医务人员确有过失，但经及时纠正未给患者造成严重后果或未造成任何后果的差错和失误通常更容易被隐瞒。

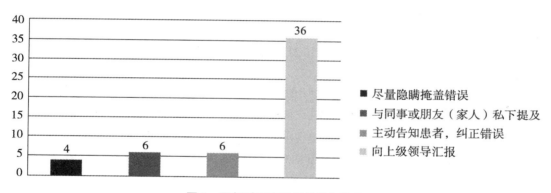

图2　医师对医疗差错的认知情况

4. 被告知医疗差错后患者的态度

医师是否揭露医疗差错与告知后患者的态度有紧密的联系。为了更好地了解患者对告知医疗差错的态度，本调查假设医师主动告知医疗差错。问及患者的态度时，结果显示有19.1%的患者表示一定能原谅医师，65.3%的患者可能会原谅医师，表示不会原谅的仅占总人数的15.6%。

调查中，一位65岁因胆结石住院的男性患者表示，之所以能原谅医师是因为，"医师也是人，是人谁能不出错呢？出了错能承认，说明这个医师还行，还有良心，这样的医师现在不多了。要是有医师能主动告诉我差错，别人咋样不知道，反正我是能原谅。"

另一位67岁女性胃癌患者，住院行经皮肝穿刺胆道引流术，术后出现十二指肠残端瘘，最终因胃癌术后吻合口梗阻、腹腔广泛性转移、胃排空功能障碍于术后1年去世。家属认为是手术中吻合没做好导致的转移，而直到患者离世，主治医师也没有承认是手术的差错。在问及患者家属为何没有进行医疗鉴定时，家属表示："这事都是个人对单位、对集体，哪能让你占到便宜？我们当初也去了其他地方、其他医院。看了情况后，没有一个医师站出来，也没有一个敢接的。

当初就想着让母亲少痛苦一些，也顾不上那么多了。""现在人也已经走了，还去追究什么呢？"

在问及如果当时医师能够主动承认失误并及时弥补，家属会是怎样的态度时，家属表示："得饶人处且饶人吧，我想没有一个医师是故意害人的，医师也是本着救人的原则的，出了错谁也不想不是？现在说这些都晚了。但我现在心里也早没有恨了，能够原谅了。"

通过分析发现，调查中绝大多数患者之所以表示能原谅医师，主要还在于对主动告知和承认差错的医师品行的认可，对能够主动承担责任的医师表现出了宽容和情感上的支持。然而对本项调查数据也应做辩证的分析。人们通常认为会做的和实际所做的往往存在一定的差距。在 M. P. Sweet 和 J. L. Bernat 的调查[9]中，有95％的受访医师表示发生医疗差错时会告知患者，但他们也意识到现实和假设存在差距，指出在现实情况下他们的实际行为可能会表现出极大的不同。同样，本调查中虽然有84.4％的患者对医师的坦白表示出了宽容，但并不能说明实际上发生差错的话，这些患者都能原谅医师的过错，特别是对待一些产生严重伤害的医疗差错，患者的原谅则可能更加有限。

此外，相对84.4％的患者，在对医师的调查中，也有60％的被调查医师认为发生医疗差错后，患者通常采取的态度是"可能会原谅医师"。这表明根据实践经验判断，医师对患者的宽容还是持有一定信心的。有医师表示（在问卷中标注），特别是对一些未造成严重影响的小差错，患者还是能够原谅的。

为了从另一个层面了解患者的态度，调查还就医疗差错的索赔问题进行了假设。结果显示，有85.8％的被调查患者表示如果遇到医疗差错会要求索赔，其理由包括：①为了后续治疗的费用；②为了对患者或家属进行补偿；③为了对医师或医院给予警戒与惩罚、避免类似错误的发生，等等。

调查中88.7％的被调查患者加入了医疗保险（含公费医疗、城镇职工医疗保险、农村合作医疗、商业保险）。经 SPSS 11.5 统计，对被调查患者的索赔要求同其自身的经济状况进行卡方检验，结果显示，经济收入状况对患者的索赔要求并没有显著影响（$P > 0.05$，$\chi^2 = 2.71$）（表3）。无论经济条件好坏，大多数患者在获知医疗差错后都会要求索赔，而这一结果与医师的判断相符。在对医师的调查中，在问及"您认为患者知道了医疗差错后一般会采取的行动"（多选题）时，有78.9％的医师选择了"要求经济索赔"，这一选项仅次于"要求医师道歉"（92.3％）、"寻求法律途径解决"（80.8％），位居第三。

表4 患者的索赔要求与月收入的关系

	1000 元以下	1000～3000 元	3000～5000 元	5000 元以上	总计
要求索赔（n,％）	2164（86.2）	916（85.4）	219（82.6）	73（86.9）	3372（85.8）
不要求索赔（n,％）	374（13.8）	156（14.6）	46（17.4）	11（13.1）	560（14.2）
总计（n,％）	2511（100）	1072（100）	265（100）	84（100）	3932（100）

三、讨论与建议

医疗差错对患者安全和医疗质量有着重要的影响，但通常医疗差错本身并不具备伦理属性，而医师和医疗机构对待医疗差错的态度和处理方式却能在一定程度上反映其价值观念和伦理考虑[10]。本研究结果显示，绝大多数患者对医疗差错，无论大小，都有着强烈的告知要求，但现实中患者的要求却没有得到应有的满足，仅有很少一部分医师表示在发生医疗差错后会主动将情况如实地告知患者。那么，患者要求医师告知医疗差错的期待是否合理呢？如果患者的要求能够得到伦理上的辩护，现实中又有哪些因素阻碍其合理要求的实现呢？

1. 为什么要告知患者医疗差错

（1）告知有利于最大限度地维护患者利益，是医师职业精神的首要原则。很显然，发生医疗差错后患者准确地获知消息，有利于更好地维护自己的利益，而最大限度地维护患者的利益乃是医师执业的基本伦理要求，也是医师职业精神的首要原则。首先，患者及时准确地了解差错的具体情况会有助于纠正已有的错误诊断或治疗方法，避免受到更严重的伤害。在一些情况下，为了减轻差错产生的后果，医师可能需要对患者做进一步的观察或采取其他措施，这都需要患者的积极配合。如果患者因不了解真实情况，拒绝接受诊疗，则会延误救治时机。其次，向患者告知医疗差错，还可以缓解患者因久治不愈或病情加重而产生的情感焦虑和对自身疾病的过分担忧。例如，慢性肾病患者就可能因为服用过多的华法林而发生消化道出血，由于没有被告知处方剂量的差错，而为身体状况的突然变化感到极度不安或过度焦虑，最终影响治疗[11]。另外，作为实现医学的基本目的，向患者提供医疗服务的医师，其执业的根本宗旨就是最大限度地维护患者的利益，因此，虽然在告知和隐瞒医疗差错上，医师和患者存在利益冲突，而出于医师的职责和专业精神要求，要将患者的最大利益置于医师的利益之上，要在不对患者身心造成更大影响的前提下，及时准确地将差错告知患者，避免对其产生更严重的伤害或对已有伤害进行合理补偿。

此外，医师在向患者或家属告知医疗差错的同时也可以从中受益。很多研究显示[12,13]，医师在经历医疗差错的过程中同样会产生严重的心理负担和情感困扰，而只有向患者坦白，才会从根本上解除负罪感、担心或恐慌。同时，揭露医疗差错也有助于改善医疗技术，提高医疗质量。国际著名的伦理学家邱仁宗教授曾提出，医学就是在不断"犯错"中进步的，人正是通过知道什么是谬误才逐步接近真理的[14]。及时报告医疗差错有助于医师们共同发现工作中的安全隐患，改进容易引发差错的工作流程，也为其他人避免犯同样的错误提供借鉴，进而有效地保护患者安全。

（2）告知有利于维护医师与患者间的信任，是讲真话和对患者负责的职业良心的基本要求。信任是医患关系的核心，也是医师与患者交往的基础。医疗行业专业化强、风险高、不确定以及患者弱势等特点，决定了医师与患者只有在互相信任的基础上，才能确保诊疗的顺利进行。患者的信任是医疗行业获得自主权、医师获得诊疗权的前提，即医师在对患者实施任何诊疗之前，必须保证将病情完整且如实地告知患者并取得其同意，尤其是在患者由于医师的诊疗受到伤害时，医师更应该履行讲真话的义务，将差错是如何发生的、会造成什么样的后果以及将采取哪些补救措施或赔偿等逐一告知患者。患者作为独立的个体，其人格和尊严应该得到应有的尊重。即使是某种并未对其身体造成物理伤害的差错，患者也有被告知的权利。医师对差错的刻意隐瞒或掩盖侵犯了患者的知情权乃至自主权，其本质是一种欺骗行为，严重违背了对医学职业的忠诚，背离了对患者负责的职业良心，最终必将危及和破坏医师与患者间的信任，引发医疗纠纷。有研究显示，医师对医疗差错的刻意隐瞒往往更容易激发患者的法律诉讼，而良好的医患关系能减轻患者诉讼的风险。一项有关儿童医疗差错的研究发现，医师饱含歉意地向患儿家长告知医疗差错常常能消解家长的愤怒并能有效预防家长提出法律诉讼[15]。

（3）告知是公平原则的体现。出于公正和公平的原则要求，当患者遭受医疗伤害后，有权要求造成伤害方予以赔偿，以便其支付后续的治疗费用或补偿由此带来的经济或精神上的损失。告知是追偿的前提，而医疗差错的揭露程度也直接影响患者追偿得以实现的程度。本研究的医师调查结果显示，有 69.3% 的医师选择发生差错后向上级领导报告，11.5% 的医师选择主动告知患者。而在问及报告哪些内容时，有 65.4% 的医师表示会有选择地报告或揭露差错，回避责任部分。这说明，在医疗实践中完全处于弱势地位的患者，在出现医疗差错这样难以鉴别的事件时，其权益能否得到保障，很大程度上取决医师的态度和做法，这也是对医师职业精神的最严峻的考验。

2. 阻碍医师向患者告知医疗差错的现实问题

研究结果显示，当前有超过一半的患者认为医师会隐瞒医疗差错，不能对患者以诚相待，这一认识与对医师的调查结果相一致。正如邱仁宗教授所说：尽管医疗差错不可避免，但是在我国，绝大多数医院或医师都不会主动向患者及家属告知差错的发生。往往在发生医疗差错后，医院和医师都会设法隐瞒，希望大事化小、小事化了。实际上，为了维护医院的声誉和保护医师，掩盖医疗差错已经是很多医院的政策[14]。这一情况不仅在我国，国外的研究结果也同样显示，医师很难主动告知医疗差错。例如，一项对出现过医疗差错的美国住院医师的调查发现，只有 50% 的差错被上报给了上级医师，而将差错告知患者的只有 24%。另外一项对医师和公众的调查发现，在所有经历过医疗差错的受访者中，只有 1/3 的人是由医务人员告知发生差错的[16]。那么，医师为什么不能主动向患者告知医疗差错呢？

（1）医师对自我利益的保护、对患者缺乏责任心是阻碍告知的根本。为了了解具体的原因，在对医师的调查中，笔者以封闭式单项选择和开放式问题相结合的方式，请医师就隐瞒医疗差错的原因进行回答，可多选结果（表 4）。统计发现，按照选项所占比例，担心患者投诉、要求经济赔偿（80.8%），担心失去患者的信任、影响与患者的关系（55.8%），担心影响个人声誉（50.0%），怕在同行和领导中产生负面影响、影响职业前途（42.3%）分别成为阻碍医师告知的前四个主要原因。可见，在面对揭露医疗差错的严峻挑战时，被社会公众赋予极高期望的医师首先考虑的还是自身的利益，而不是其肩负的职业责任——对患者负责（这是患者最期望的）。这使得医师在利益冲突凸显、考验专业精神的"特殊"时刻，选择了保护自我利益，在通往维护患者利益的路途上自掘沟壑。

表 4　医师隐瞒或掩盖医疗差错的原因（n＝52）

原因	人数	构成比（%）
担心告知会对患者造成（更严重的）伤害	19	36.6
担心影响个人声誉	26	50.0
担心在同行和领导中产生负面影响，影响职业前途	22	42.3
担心患者投诉，要求经济赔偿	42	80.8
担心失去患者的信任，影响与患者的关系	29	55.8
主动承认差错，心理上感觉不舒服	6	11.5
不知道该怎么讲，哪些能说、哪些不能说	13	25.0
遇到类似情况，同事都没报告，所以随大流	10	19.2
认为差错的影响不大、没在意，忙起来忘了报告	14	26.9
其他	1	

（2）医师对患者的过分防御和紧张的医疗环境是阻碍告知的现实原因。本研究显示，有 84.4% 患者表示在发生医疗差错后，如果医师能主动告知，就可能会原谅医师，其中有 19.1%

的患者表示一定能原谅医师。而同样的问题在医师调查中则呈现了不同的结果，有40.4%的医师认为患者不可能原谅医生，其中没有一位被调查医师认为患者一定能原谅医生。可见，在此问题上医师与患者之间存在着明显的认知差异。与医师相比，处于弱势地位的患者反而表现出了更大的宽容，而医师却保有了过分的防御意识。这种意识直接导致了医师的防御性医疗，诊疗过程中刻意追求"准确"，谨防出错，而一旦发现医疗差错，则尽量掩盖，"谨慎"处理。

此外，我国当前紧张的医疗环境也是导致医师过分防御、阻碍差错告知的主要原因。本研究中有85.8%的患者表示如果遇到医疗差错会要求索赔。中华医院管理学会在2002年对全国326所医院的调查也显示，在高达98.4%的医疗纠纷发生率中，2002年医院医疗纠纷索赔金额总计约6 000万元，平均每所医院为21万元。也就是说，目前全国共有县以上医院近2万所，按照患者索赔金额20万元（年·院）这个平均数推算，全国一年医院医疗纠纷的索赔金额高达42亿，占全国县以上医院医疗收入的5.9%[17]。当然，患者由于医疗差错造成身心损害，有权利提出索赔，然而不得不承认，在"医闹"、媒体炒作和社会舆论"一边倒"（倾向于患者）的情况下，也存在医师和医疗机构被迫"无过错赔偿"或超额赔偿的情况。这说明当前的医疗环境和紧张的医患关系无形中增加了医师的心理负担，使得医师和医院出现过度的自我保护，而这种保护严重侵犯了患者的利益，反而激发了患者更大的不满，恶化了双方的关系，导致恶性循环。

（3）缺乏告知环境和告知技巧是阻碍告知的技术屏障。研究还发现，缺乏大环境的熏染，也在很大程度上影响了医师的告知。当前医师面对同行出现的医疗差错通常更难主动揭露，对医师的调查中78.8%的被调查医师表示如果发现同事出现差错会私下提醒同事，9.6%的医师会视而不见，11.6%的医师表示会向上级报告，但没有一位医师选择设法暗示患者，因此，在被问及为何会选择向患者隐瞒或掩盖医疗差错时，有相当一部分医师（25%）认为"同事都没报告，所以随大流"。

此外，对报告程序的不了解和缺乏告知技巧也成为医师选择"沉默"的借口。在问及是否知道医院相关不良事件报告制度时，只有48.1%的被调查医师表示明确知道医院的具体规定，其中高年资的副主任和主任医师占较大比重。另外，5.8%的被调查医师表示完全不知道有任何规定，46.1%的医师表示好像知道但并不清楚详细内容。这说明医院日常缺乏对医师正确处理医疗差错的相关培训，没有做到有效的政策宣传和指导，这也成为阻碍医师及时揭露医疗差错的因素。

（4）对医疗差错的错误认知和陈旧的惩治制度是阻碍告知的理念壁垒。前文提到，相当一部分患者（70.3%）和医师（48%）认为医疗差错是可以避免的，这是对医疗的高风险和不确定等特性的估计不足，没有认识到医学的复杂性、特殊性。事实上，医疗是最危险的行业，医学本身就是一门充满实践性和探索性的科学。医学领域的特殊性决定了医疗差错难以避免，而对待医疗差错的错误认识导致患者对医师和医疗服务的过高期待。同时，这也在一定程度上造成了医疗管理者对待医疗差错的错误管理理念。通过对医疗差错管理制度的研究可以发现，从20世纪五六十年代开始，医疗差错就被归因为：当事人责任心不强，规章制度执行不严，进而"杜绝、消灭医疗差错"成为医疗机构管理医疗差错时的主导思想。相应地，医院则采取各种免职、罚款、扣薪等行政、经济的方法，惩戒肇事者[3]。

3. 如何让医师勇于面对医疗风险，敢于揭露医疗差错

（1）加快推行不良事件报告制度，鼓励无损害医疗差错免责申报。调查结果显示，无论患者还是医师在处理医疗差错的问题上均表现出了对行政权威——上级领导或医院的依赖与期待。美国医学研究所的报告也证实，一半以上的医疗差错可以预防，其中绝大多数是医疗系统的问题，

而非个体操作失误所致[1]。可见，从制度上加强对医疗差错的监督与管理将更有效地揭露和系统地了解医疗差错问题。目前我国的相关管理制度仅为2002年卫生部颁布的《重大医疗过失行为和医疗事故报告制度的规定》（以下简称《规定》）。该《规定》旨在对全国医疗事故的发生情况予以监控，但因医院评级机制、医疗环境、医疗市场（害怕影响医院声誉而导致营业额下降）及法律环境等影响，致使该制度的实际运行效果不尽如人意，不报和瞒报事件多次发生[18]，因此，应加快建立和推行国家强制与医疗行业自愿报告系统相结合的不良事件报告制度，旨在系统地研究医疗差错的来源、诱发原因和预防机制等，更好地提高医疗质量、保证患者安全。

本研究显示，医师之所以不愿意上报或主动揭露医疗差错在很大程度上还是对自身利益的考虑，担心患者诉讼、受到惩处，因此，要让医师主动揭露医疗差错，就务必要创造一个良好的安全文化氛围，鼓励提倡非处罚性的、不针对个人的做法，鼓励医师积极报告威胁患者安全的不良事件[19]，特别是无严重损害的近似失误，即鼓励无损害医疗差错免责申报，最大限度地消除安全隐患。

保证制度有效执行的前提是做到制度的公开和透明，建议成立专门的医疗风险监管机构，在做到对患者、报告者及医疗机构身份等细节予以保密的基础上，对结果进行公开，既保证医疗行业内部可以共享经验教训，也保证公众有途径了解相关情况，增强风险意识，促进制度的不断完善。

（2）规范医疗责任保险。为了更好地了解医师对医疗机构管理医疗差错的期待，对医师的调查设计了多选题"您认为医院或卫生管理部门对医疗差错应该采取哪些措施"，结果显示为"医师投保、由保险公司理赔"成为被调查医师（88.5%）的最大愿望。而通过对阻碍医师告知的原因分析可知，担心患者经济索赔和现有的处罚机制造成了医师面对医疗差错时较大的心理负担。医疗责任保险可帮助医师共担、转移风险，一方面可有效地减轻医师的从业压力，另一方面也是公平、有效原则的具体体现，既增加了补偿资金的支付渠道，有利于更好地维护患者的利益，又调整了医师与患者之间的经济赔付关系，有利于化解矛盾，促进医患和谐[20]。

（3）加强医疗风险意识宣传，完善医疗诉讼体系。加强相关安全风险意识的宣传和教育，帮助医师和患者共同认识医学的复杂性与特殊性，促进医师认识并积极实践生物-心理-社会医学模式，在诊疗时将患者作为一个完整的个体，对患者的情况给予全面的考虑，避免不必要的伤害；帮助患者和公众理性认识当今医学技术和医疗服务，正视医疗风险，积极配合医师的诊疗，避免盲目轻信和对技术的过度依赖。

医疗责任保险生效的前提是医疗差错的及时报告和责任的正确认定，因此，应进一步规范医疗鉴定程序，保证鉴定工作的科学、公平与公正。同时，通过建立独立于医疗机构和行业监管部门的第三方机构，完善相关法律法规建设，更好地构建公正、高效、快速的医疗诉讼体系，保护患者和医师双方的权益。

（4）深化医师职业精神教育，开展医疗差错告知技能培训。是报告还是隐瞒医疗差错？对医师来说最根本的就是对放弃患者利益优先还是履行传统职业责任的选择。无论政策体系多么完备，制度规范多么精细，没有对患者负责的专业精神以及为全社会利益而努力的专业追求，任何政策和制度都不能被有效地执行。于是，在面对类似告知医疗差错这样充满尖锐利益冲突的问题时，医师职业精神的内在约束力量就显得尤为根本，因此，要从医学院的医学生、实习生乃至临床医师各个阶段，始终贯穿医师职业精神的教育培养。这种职业精神的培养，首先体现在严格的行业准入机制上，即提高医学生的入学标准，规范临床医师的执业资质，同时加强旨在不断提高专业技能、丰富专业知识的贯穿终身的继续教育，以保证医师高水平的职业能力。另外，还应在实践中不断加强医学人文精神培养，增强医师的使命感和责任感，唤醒其内在的道德良知。

此外，在加强医师职业精神教育的过程中，医疗机构或管理部门还应重视对医师沟通技能的培训，定期邀请有经验的临床医师、医疗风险管理者、法律专家以及伦理学者就医疗差错的告知时机、告知对象、告知范围和表达技巧等进行交流，增强医师与患者沟通的能力，进而为建立和谐的医患关系、创造诚信的医疗环境奠定基础。

参考文献

[1] ABIM 基金，ACP-ASIM 基金，欧洲内科学联盟. 新世纪医师职业精神——医师宣言. 中国医学伦理学，2006 (6)：29-31.

[2] Kohn LT, Corrigan JM, Donaldson MS. To err is human：building a safer health system. Washington, DC：National Academy Press, 2000.

[3] 吕略均，高也陶. 美国医疗差错的概念、定义与特征. 法律与医学杂志，2002，9 (1)：160-162.

[4] 刘虹. 论医疗差错. 医学与哲学：临床决策论坛版，2008，29 (6)：1-3，14.

[5] Stephanie F, Lee H, Margie KS, et al. A conceptual model for disclosure of medical errors. //Advances in patient safety：from research to implementation：Volume 2. Rockville, MD：Agency for Healthcare Research and Quality, 2005.

[6] Mazor KM, Simon SR, Yood RA, et al. Should we disclose harmful medical errors to patients? If so, how? Health plan members' views about disclosure of errors. Annals Internal Medicine, 2004, 140：409-418.

[7] Barach P, Small SD. Reporting and preventing medical mistake：lessons from nonmedical near miss reporting systems. BMJ, 2000, 320：759-763.

[8] Hingorami M, Wong T, Vafidis G. Patients' and Doctors' attitudes to amount of information given after unintended injury during treatment. BMJ, 1993, 318：640-641.

[9] Sweet MP, Bernat JL. A study of the ethical duty of physicians to disclose errors. J Clin Eth, 1997, 8 (4)：341-348.

[10] Cook AF, Hoas H. Ethics Conflicts in rural communities：recognizing and disclosing medical errors. //Nelson WA. Handbookfor rural health care ethics：a practical guide for professionals. Lebanon NH：University Press of New England, 2009.

[11] Wu AW, Cavanaugh TA, Mc Phee SJ, et al. To tell the truth：ethical and practical issues in disclosing medical mistakes to patients. J Gen Int Med, 1997, 12：770-775.

[12] Wu AW, Folkman S, McPhee SJ, et al. Do house officers learn from their mistakes? JAMA, 1991, 265：2089-2094.

[13] Lo B. Disclosing mistakes, problems in ethics. Baltimore MD：William s & Wilkins, 1994：307-313.

[14] 邱仁宗. 医学在不断"犯错"中进步. 健康报，2007-10-15 (03).

[15] Selbst SM. The difficult duty of disclosing medical error. Cont Ped, 2003, 20：51-59.

[16] Goldberg RM, Kuhn G, Andrew LB, et al. Coping with medical mistakes and errors in judgment. An Emer Med, 2002, 39：287.

[17] 杜海岚. 全国 326 所医院调查：医疗纠纷发生率高达 98%. (2002-02-21) [2010-10-09] http：//www. china. com. cn/chinese/2002/Feb/110040. htm.

[18] 杨克虎，马彬，田金徽. 美国医疗风险监测预警机制现状及绩效的循证评价. 中国循证医学杂志，2006，6 (6)：439-450.

[19] 黄利华. 推行不良事件报告制度保障患者医疗安全. 江苏卫生事业管理，2008，19 (2)：16-17.

[20] 刘雅莉，景涛，田金徽. 新西兰医疗风险防范及监管机制现状的循证评价. 中国循证医学杂志，2006，6 (9)：673-681.

本文原载于《医学哲学》2012，33 (2A)：16-21.

医疗不良事件报告系统功能实现的影响因素分析

柯晓华　陶红兵

医疗不良事件是指因诊疗活动而非疾病本身造成的患者损害，包括医疗事故和医疗差错。按事件发生后对患者或家属的影响程度，从小到大分为六类，分别为接近错失、无伤害、轻度伤害、中度伤害、重度伤害、极重度伤害。不良事件的发生不但会给患者造成伤害，而且导致医院的信誉度下降。有数据显示全球有 3.5％～16.6％的住院患者接受过不合理的治疗，约 1/10 的住院患者蒙受因医疗不当而造成的不必要伤害[1]。

国际标准化组织委员会将"系统"定义为：能完成一组特定功能的，由人、机器及各种方法构成的有机集合体。不良事件报告系统则是由与不良事件报告相关的相互关联的要素构成的系统，包括报告主体、不良事件报告程序、报告内容、报告工具、相关规章制度等，具有收集、分析以及反馈不良事件信息等功能。国内外很多学者通过研究发现，建立不良事件报告系统，对提高不良事件报告率以及控制不良事件的发生具有重要意义[2-4]。医务人员可以通过好的报告系统来掌握过失信息，增加对医疗不良事件的辨别能力，从而提高医疗服务质量。首都医科大学宣武医院建立不良事件报告系统后，不良事件的上报率从 0.215％上升到 1.123％。澳大利亚患者安全基金会建立临床事件报告系统后，2 年内医务人员共报告了 280 例患者跌倒事件。根据反馈信息，医务人员采取相应措施，使患者在医院因跌倒而导致骨折的人数明显降低[5]。

一、医疗不良事件报告系统现状

1. 国内现状

（1）政策法规：中华人民共和国国务院《医疗事故处理条例》（以下简称《条例》）第十三条详细规定了发生医疗事故时，医务人员应该积极上报，医院相关管理部门也要及时给予处理。第十四条详细规定发生医疗事故的医疗机构应当按照规定向所在地卫生行政部门报告，但《条例》未针对没及时上报应受的处罚做出规定。中华人民共和国卫生部《重大医疗过失行为和医疗事故报告制度的规定》则明确规定，卫生部门和医疗单位应当建立健全医疗事故和重大医疗过失行为报告制度。2008 年，卫生部《医院管理评价指南（2008 年版）》对医院全程医疗质量与安全管理和持续改进提出了明确要求：医院要建立医疗不良事件的相关报告制度，医务人员对医疗不良事件不能瞒报和漏报，但未针对瞒报和漏报规定处罚措施。目前我国相关的法律法规均针对医疗事故，而对于医疗差错的处理、上报尚未做任何具体规定。

（2）实施现状：目前我国各个地区医疗机构主要针对重大医疗过失行为和医疗事故进行上报，虽然卫生部规定医疗机构必须具有"重大医疗过失行为和医疗事故报告"计算机网络报告系统，由于缺乏全国统一的上报系统，仍然不能很好地实现信息共享。尽管在法律法规方面缺乏对

柯晓华，华中科技大学附属协和医院；陶红兵，华中科技大学同济医学院医药卫生管理学院

不良事件报告的研究，但是目前已有部分相关机构对不良事件报告系统进行了积极探索。

浙江省制定了浙江省护理不良事件报告系统的架构，目前已有300余家二级以上医院参加了本系统的申报工作。浙江省拟借鉴护理不良事件报告系统经验，建立全省医疗不良事件报告系统[6]。在我国，部分医院已经建立了医疗不良事件报告系统，如滨州医学院附属医院、安徽桐城市人民医院、武汉新华医院以及首都医科大学宣武医院等。

2007年，卫生部医政司委托中国医院协会建立了"医疗安全（不良）事件报告系统（试行）"（以下简称"医院协会报告系统"）。该不良事件报告系统为自愿、非具名、非惩罚性质，并且仅向自愿申请参加的会员医院开放，不向其他医院及社会公众第三方开放。医疗机构自愿报告医疗安全不良事件信息。中国医院协会对上报信息进行研究、分析，并向医疗机构提出医疗安全警示信息和改进建议，以增强医院识别、处理安全隐患和预防不良事件发生的能力。在我国，虽然部分医院已经建立了医疗不良事件报告系统，但由于医务人员缺乏上报意识或者报告制度不完善等原因，上报率一直偏低。2006年中国医院协会例行检查发现，北京地区16所三级甲等医院中就有5家医院不良事件报告数为零，这与国际报告例数相比存在很大差距。

2. 国外发达国家现状

（1）政策法规：为了促进医疗安全，美国质量机构间协调特派组制定了《患者安全法案》，其中一个重要的措施就是通过在全国范围内建立医疗差错报告制度，及时获取导致死亡和严重伤害的不良事件信息[3]。马萨诸塞州卫生行政部门要求医院报告严重身体伤害（包括生命威胁、医疗原因导致死亡、增加患者诊疗项目）以及其他影响到患者健康和安全的严重事故[7]。虽然许多国家已经建立了相应的医疗不良事件报告系统，但后期国家政府部门对报告系统运行的支持力度还显得不够，例如在加拿大，现有的许多医疗方面政策主要集中在减少患者就诊等候时间而不是处理医疗差错[5]。

（2）实施现状：为了及时发现不良因素，防范医疗事故发生，促进医疗安全，一些发达国家如加拿大、日本、美国等已经开展了医疗不良事件报告系统构建的探索。

在加拿大，医疗不良事件报告系统在两个腹膜透析患者由于医疗差错导致死亡后的一个星期后被建立。该报告系统由国家卫生部门主导，指定健康信息研究所主管，是一个覆盖全国范围的自愿报告系统。该报告系统建立后，加拿大仍然存在很多不良事件未上报的现象。有数据显示：在加拿大，大约有一半以上的医疗不良事件未上报，同时有70％的专家认为在加拿大不良事件不上报是一个严峻的问题[5]。2001年，日本医疗保健质量委员会建立了医疗不良事件报告系统，由医务人员自愿不具名报告。从2004年10月1日至12月31日，由医院及医务人员通过各种渠道上报有效不良事件42 869件。

在美国，所有医院几乎都有医疗差错和不良事件内部报告系统，也有许多医院加入了外部报告系统。美国外部医疗差错报告体系由授权报告系统与志愿报告系统组成。授权报告系统是州卫生行政部门领导或主办的，主要收集导致死亡和严重伤害的不良事件的信息，要求医院报告严重的事故和威胁患者安全的潜在因素。至1999年，美国有1/3的州已经实行了该项授权报告制度。作为授权报告系统的重要补充，志愿报告系统主要关注的是仅仅造成轻微伤害的差错和没有造成伤害的差错，其信息通常来自某些独立的研究机构，以及患者、举报人和其他差错报告人，主要包括四个全国性质的报告系统：美国安全用药研究会和美国药典委员会的《用药差错报告》、美国药典委员会的《MedMARx》、CDC的《全国院内感染调查》以及美国健康机构联合认证委员会的《前哨事件报告》[3]。

二、医疗不良事件报告系统功能实现的影响因素

1. 报告主体

报告主体是指报告医疗不良事件的医务人员。报告主体方面因素是指报告主体的心理需求以及自身素质。①报告主体的心理需求：国外学者 J. H. P. Wilkins 提到人们对医疗不良事件报告缺乏热情，可能是因为感到羞愧、害怕受到处罚，也可能是因为害怕损坏名誉以及和同伴之间的关系[8]。同时，我国学者研究发现，害怕个人名誉损坏、同事关系破裂、被处罚等是影响报告主体积极性的重要因素之一[9,10]。有数据显示，在加拿大卡尔加里，70％的医务人员未上报不良事件，其中40％的人员是因为感觉窘迫，另外16％是害怕失去工作[6]。②报告主体个人素质：美国医学会、英国国家健康服务组织以及英国布里斯托尔皇家医院认为下列因素会阻碍医务人员上报：A. 上报者缺乏上报需要的意识，比如对上报内容或者上报原因不了解；B. 技术上过分自信导致其不容易意识到差错的发生；C. 对上报程序缺乏理解；D. 工作太忙而没有时间上报等[11,12]。

2. 管理者

管理者方面因素是指管理者对不良事件报告态度以及相关制度的执行力。研究发现，以下三个因素会阻碍管理者科学、合理地执行自己的职能。①管理者在辨别不良事件方面缺乏对医务人员的培训和教育；②管理人员对不良事件报告监督不到位，影响报告系统正常运行；③管理人员处理报告信息不及时、分析不到位、反馈不及时，阻碍了不良事件信息的分享与借鉴[9-12]。

3. 其他方面

其他方面因素是指除人以外的其他因素，如报告系统性质、报告程序、相关规章制度等。J. W. Beasley、S. Nagamatsu 等学者认为自愿、非处罚并且能及时反馈的医疗不良事件报告系统的实施效果要优于强制问责性报告系统。针对强制报告系统，由于许多医院中的行政人员的时间压力、害怕惩罚以及无既得利益，不能主动及时报告，而自愿、非处罚性报告系统更符合报告主体的心理需求。同时研究发现，相对于实名报告系统，匿名的报告系统更能被报告主体所接受[13,14]。美国医学会、英国国家健康服务组织及英国布里斯托尔皇家医院认为下列因素也会影响医疗不良事件的报告：①缺乏清晰的报告标准、工具；②上报时需要填写的文本太多或者上报程序复杂；③缺乏相应的激励约束机制[11,12]。

三、建议

1. 逐步建立全国性医疗不良事件报告系统

根据国际有关医疗错误大型流行病学调查研究的结果显示，在急诊住院患者3.5％～16.6％曾发生过医疗不良事件，其中30％～50％的不良事件被研究者认为应通过全国统一报告系统的介入加以预防和避免[15]。然而目前我国的医疗不良事件报告系统尚不完善，虽然中国医院协会正在探索建立相关的全国性报告系统，但仍处在试行阶段，影响面有限。逐步建立完善的全国性医疗不良事件报告系统对减少不良事件的发生、提高医疗质量具有重要意义。

在建立全国性医疗不良事件报告系统时，可以借鉴美国、加拿大、日本等先进国家的经验，一方面通过立法建立授权或强制性的报告体系，促使医疗机构按照法定程序进行报告。另一方面

鼓励民间机构或个人加入志愿报告系统。同时可以借鉴日本的不具名上报。我国的不良事件报告系统无论是强制性还是自愿性的都应该遵循非处罚性、匿名，以便保护报告方的利益，实现信息最大限度地收集、分析、交流、共享[3]。但由于各国之间在人均卫生资源投入、国民健康水平、经济发展水平等方面存在差异性，所以在具体细节上还要结合我国的现状和特点来消化、吸收和借鉴。

2. 完善医疗不良事件报告的信息系统

建立医院内部健全的医院信息系统可以简化上报程序、减少报告文本的填写、节约医务人员上报花费时间，从而增强医务人员的上报意愿。以互联网为平台的上报系统也有利于上报信息的及时传送以及分析结果的公布、反馈。将不良事件报告系统与医院其他信息系统相衔接，可以评价医疗质量，监控医疗行为。有条件的医院还可以通过信息系统自动检测医疗不良事件发生，发出警报，便于医务人员及时处理。

3. 建立和完善医疗不良事件报告的激励机制

有学者研究发现医院从经济奖励、减轻或者取消处罚等方面制定激励机制可以使医院不良事件主动报告数目明显增加，例如某医院在 2008 年开始实施激励机制，报告的不良事件数目由 2007 年的 34 例增至 2008 年同期的 176 例[16]。

在激励机制制定方面可以采取正强化与负强化相结合的方式：对积极上报和整改的个人、科室给予表扬，并将报告落实情况作为医务人员个人、科室年终考评内容，与奖金、职称等直接挂钩。在医疗不良事件发生后，对于未报告者，无论最终是否出现医疗纠纷，都给予处罚或者加重处罚。对于及时报告者，即便最终出现医疗纠纷都可以酌情减轻处罚。同时也可以按照医疗不良事件的严重程度、紧急程度将其分为需强制报告事件与可以自愿报告事件，针对不同类别不良事件的上报制定不同的奖罚措施，例如对于需强制性报告事件的上报，以处罚为主，而对于可以自愿报告事件的上报则采取以奖励为主的手段。医院管理部门把监测的重点放在需强制性报告事件的上报上[17]。

4. 制定医疗不良事件报告相关的政策法规和配套措施

医院在参照中国医院协会医疗不良事件分类的基础上，结合自身情况，制定不良事件分类标准，同时制定相关规章制度，通过定期宣传、培训，加强医务人员对医疗不良事件辨别能力以及报告制度认识，了解具体的报告方式、程序，明确无论是自己造成的还是其他同事造成的不良事件都应该积极上报。相应地，医院相关管理部门要及时分析上报数据，将结果快速反馈给相应科室或者个人。同时我们还可以学习美国，通过法律和伦理道德鼓励医生向患者透露医疗不良事件，从而确保患者的知情权，减少医疗纠纷的发生率，并为医生提供免于问责的保护和一种安全的透露环境。但为了避免报告系统成为违法和疏忽大意行为的避难所，在建立和完善医疗不良事件报告制度时，还应该积极推进我国医疗卫生的立法，规范医疗行为。

参考文献

[1] 王凤玲，梁万宁，刑沫. 构建以患者安全为中心的医疗管理系统. 中国医院，2009，13（1）：29-31.
[2] 罗小燕，廖勇彬，吴素贞. 11 例医疗事故安全管理调查分析. 医学与社会，2007，20（7）：40-41.
[3] 罗秀，蒲川. 美国的医疗差错报告制度及借鉴意义. 中国医院管理，2006，26（6）：26-28.
[4] McFadden, KL，尚玉明，周健. 七大策略降低医疗差错. 中国医疗前沿，2007（7）：47-50.
[5] Outerbridge T. Building systemic models for medical error reporting. Health Law Journal, 2004, 12：

275 - 293.

[6] 徐林珍，黄丽华，胡斌春. 浙江省护理不良事件网络上报系统的构建和应用. 中华护理杂志，2009，44 (12)：1101 - 1102.

[7] Steinberg EP. Improving the quality of care：can we practice what we preach? N Engl J Med，2003，348：2681 - 2683.

[8] Wilkins JHP. Medical error reporting：professional tensions between confidentiality&liability. ［2011 - 11 - 15］http：//www. forum-sinstitute. org/publs/mass/errors2001. Bdf.

[9] 李海燕，许增禄，张唐林. 中美突发传染病事件应急系统对比分析. 中华医院管理杂志，2005，21：353 - 354.

[10] 徐军，蒋鹏程，王鑫扬. 医疗不良事件报告体系研究. 中国卫生质量管理，2009，1 (1)：23 - 25.

[11] Great Britain，Department of Health，Building a Safer NHS for patients Implementing An Organization with a Memory，p. 40.

[12] Kennedy I. Learning from Bristol：the report of the public inquiry into children's heart surgery at the Bristol Royal Infirmary 1984 - 1995. London：the stationery office，2001：42.

[13] Soichiro Nagamatsu. Healthcare safety committee in Japan：mandatory accountability reporting system and punishment. Ethics，economics and outcome，2009，22：199 - 206.

[14] Beasley JW. Design elements for a primary care medical error reporting system. Wisconsin Medical Journal，2004，103 (1)：56.

[15] 吴炫桢，张明吉，方鹏骞. 深圳市医疗纠纷现状及其防范策略. 医学与社会，2009，22 (1)：37 - 38.

[16] 张小庄，叶宁，黄水清. 激励机制在增强医院不良事件主动报告中的作用研究. 中华医院管理杂志，2009，25 (1)：24 - 27.

[17] 哈维超，周亚夫，顾民. 医疗不良事件内部报告系统建立之初探. 中国医院管理，2009，29 (9)：10 - 11.

本文原载于：《医学与社会》，2012，25 (1)：61 - 64.

浅谈我国现行医疗体制与医师职业精神的培养和提升

何权瀛

近 30 年来全社会都慨叹，抱怨我国医师执业精神滑坡、日渐丢失，人们都在企盼好的白衣天使再现社会，医师执业精神重放光辉。为此，各级卫生行政管理部门一直在寻求解决的办法，并采取了一系列措施，诸如提倡以人为本、以患者为中心、微笑服务、取消挂号限制、延长门诊时间、医师承诺抵制红包、惩治商业贿赂等，然而这些措施对于改变目前医师职业精神的现状收效甚微。那么问题到底出在哪里？造成我国医师职业精神不断滑坡的根源到底是什么呢？其实只要我们敢于面对现实，深入到医疗行业中调查研究，则不难发现，其根源在于目前我国医疗体制中许多方面都存在很多问题，而这些问题的存在不利于医师执业精神的培养和提升。

目前我国的医疗体制包括国民医疗保障体系、医药器械供应体系、疾病预防体系、职工待遇评定体系、医学人才培养体系等。这些体系之间又是互相联系、互相制约的，是目前我国医疗卫生事业存在和发展的基本体制。各级医师是医疗卫生事业的主体，其精神风貌则与现有的医疗体制存在不可分割的关系。

职业精神（professionalism）与职业活动紧密联系，具有鲜明的职业特征。不同的职业对职业精神的要求不同。医师职业精神是医师在这一特定职业实践基础上形成的，能充分反映其特殊关系和要求。现代医学专业的核心价值在于医师应无私地、尽可能地为患者谋取最大利益，在过去叫做"全心全意为人民服务""毫不利己，专门利人""救死扶伤，实行革命人道主义"，然而近二三十年来医师职业精神面临严重的挑战，这种挑战虽然是全球性的，但是在以市场经济为医疗取向的国家尤为突出。我们在呼唤医师职业精神的时候，应当认真地反思一下过去和现在，为什么过去在我国享有崇高威望、备受人们尊敬和爱戴的医师职业精神逐渐缺失了呢？本文拟对这个问题进行粗浅的分析，不妥之处敬请大家指正。

一、片面鼓励医院科室创收不利于医师职业精神的培养和提升

1985 年医疗改革实施之后，政府为了减负，大幅度削减医疗卫生投资力度，国家对医院的拨款还不到医院总支出的 10%。卫生部曾出台"以药补医"的政策，允许医院对其销售的药物加价 15%～30%。这本是权宜之计，后来竟然演变成了"以药养医"。在医疗服务领域内纷纷引入市场机制，视医疗服务为商业交易。医院为了生存，为了给职工发工资、发奖金，也为了扩大再生产，竞相盖大楼，进行豪华装修，不断扩大规模，购置高档医疗设备，开展能赚钱的新技术，开设特需门诊，扩大特需病房。总而言之，什么能赚钱就干什么，只要不违法就行。许多医疗行为属于法律的边缘地带或擦边球，只要民不纠、官不查就可以相安无事。许多医院向各个科室下达了创收指标，鼓励大家群策群力、努力创收、自主经营、自负盈亏，这些经济指标多为硬

何权瀛，北京大学人民医院呼吸科

指标，而科室和个人收入（包括奖金）又与这些硬指标挂钩，谁家（科室和个人）创造的经济效益高，谁的收益（奖金）就越多[1]。更有甚者，某些医院实行科室承包，将经济指标落实到个人头上，在医院和医师的收入与其提供的医疗服务数量相联系的前提下，受利益驱动，加之医师为了有效地规避医疗风险，减少医疗纠纷，开大处方、卖贵药、过度检查治疗也已经是见怪不怪的事了。为了创收、提高奖金，各级医疗行政机构对医疗水平的评估往往只关注一个医院、一个科室的门诊量多少，而不管其医疗质量和再次复诊率的高低；只关注病房单位时间内收治了多少患者，周转率和使用率为多少，而不管其确诊率及治愈率、病死率。总而言之，把这些与医疗收入有关的指标作为考核其医疗水平的硬指标，至于医患关系、出院随访、患者的教育管理等公益事项则被置之脑后。

众所周知，长期以来在我国医疗实践领域中很多方面均存在巨大的利益冲突，包括门诊处方、住院医嘱、进行各种检查、实施手术等。这种状况的出现其实都是由于计划经济体制向市场经济体制转变所造成的。这种体制的转变使得所有制关系、利益分配等社会关系都发生了巨大变化。对于这些变化我们缺乏深刻、清醒的认识和反思，而片面地指责医师，这是不公道的。其实医师每天都要面对患者利益、科室乃至医院收入、个人利益矛盾的冲击，一方面要考虑医师职业精神、医德医风，另一方面又必须面对现实，因为他们毕竟生活在现实的土壤上，他们也要面对居民消费价格指数（consumer price index，CPI）上升、通货膨胀，面对购房难、子女教育、赡养父母等一系列沉重的负担，因此，目前国内这种医疗运行机制很难体现医师的职业精神，不利于职业精神的提升。

二、医患关系紧张和恶化的大环境无助于医师职业精神的培养和提升

近30年来尽管几经变革，医疗卫生事业的改革始终没能从根本上解决看病难、看病贵等问题，许多人把对现行医疗体制的种种不满、怨恨发泄到了具体执行这种医疗体制的医务工作人员身上，后者成了不合理医疗体制的可怜的替罪羊，具体表现就是医患矛盾日趋尖锐、复杂，医患双方失掉诚信。医患关系的主体本应是一种诚信关系，不管在何种情况下，医患关系都不能变成典型的商业关系，因为医疗实践不具备这种关系的特征。

临床医师日常工作严重超负荷，而其收入与付出极端失衡。医疗工作是一个充满未知和风险的行业。然而从事这种高强度、高风险行业的人不但得不到社会应有的尊重，却时刻要担心自己的人身安全，担心患者的举报、投诉甚至对簿公堂。20多年来医师挨打受气，甚至白刀子进、红刀子出早已不是什么新闻[2]。全国上下几乎没有一家医院没发生过医疗纠纷。2011年1月6日《医师报》在对2010年十大医疗事件盘点中发现，伤害医务人员事件竟然位居榜首，足以说明问题的严重性[3]。现在的医患矛盾不仅有医患双方的问题，还有新闻媒体的炒作甚至黑社会的卷入，在这种情况下广大医务人员整天生活在双重负担之中。每个医师每天面对患者时第一位考虑的常常不是如何正确诊治疾病，而是瞻前顾后、自虑吉凶，即如何保护自己，明哲保身。在每一位医师苦心孤诣的自我保护策略的背后深刻反映出在我国现代医疗体制下他们已经深深陷入到无奈、痛苦、尴尬的困境。医师对患者的不信任、恐惧、警觉，对潜在医疗纠纷和医疗诉讼的畏惧，对现有体制中缺少必要的支持与保护措施的失望，以及对未来职业生涯前景的迷惘都使他们心力交瘁。诚然，医疗风险永远会存在，这是无法完全避免的，但真正令医师担心并极力回避的并不是客观存在的医疗风险，而是由于种种原因导致的医疗纠纷和医疗诉讼及其裁决的不公正。由于医患间信任严重缺失，医患关系高度紧张，医疗保障体制不健全，导致我国医疗纠纷和医疗

诉讼数量逐年增加。几乎在所有的医患纠纷诉讼中，裁决机构抱着息事宁人的态度，常常无原则地妥协、退让，判罚医院赔偿，使得医院成为医闹滋生的温床，甚至产生执业医闹行业。2002年《医疗事故处理条例》实施后，对医疗责任处罚越来越严，赔付额度也越来越高。目前对医患纠纷的处理实行医方举证倒置，再加上社会对医疗事故、医疗纠纷的压力，从而导致医师"防御性医疗"（defensive medicine）。这是随着医疗诉讼风险增加而出现的一种诊疗现象，即医师主要是为了避免潜在的诉讼而在医疗实践过程中采用的一些检查和治疗[4]。

在医疗纠纷中误诊和治疗效果不好是两个性质不同的重要问题，其中经济问题则是医疗纠纷投诉的重要原因。医师和医疗机构必然会倾向于选择更多、更新、更高尖的检查和治疗以防止误诊和治疗效果不佳。这种使医师胆战心惊的医疗纠纷、医闹像梦魇一样笼罩在他们的心头。许多医师根本不敢开展新技术，不敢抢救危重患者。前两年国内某知名教授在大庭广众之下公然讲医师要学会保护自己，可做可不做的手术尽量不做，可抢救可不抢救的尽量别抢救。2009年网络论坛上被热炒的"医师自我保护必读31条真经"在全国上万个医师网络论坛中流传，且频频被置顶关注，引起许多医师的共鸣。这些充分反映出目前医师执业环境的险恶。医师只好用自己的专业知识和专业技能进行自我保护。应当说这无可厚非。自我保护是动物的一种本能，医师当然也需要和懂得自我保护，然而这种自我保护并不能从根本上解决问题，相反常常会遭受更多的社会舆论谴责，比如说社会上都认为过度医疗（包括过度检查和治疗）的罪魁祸首就是医师，其实产生过度医疗的背后除了利益驱动（见下述）外，很重要一个原因则是医师为了减少日后患者的纠纷和投诉。这种过度医疗行为又会使医师陷入更大、更多的医疗纠纷和医疗诉讼风险，从而使医患关系陷入恶性循环，背离了现代医师职业精神。中国医师的这种处境已经引起了国外的关注[5]。

一个良好的体制应当是鼓励人们去做他们应当做的有益于社会和人民的事，并使其从中获益，而不是单纯回避风险、自我保护。像现在这样医师群体性普遍地公开回避风险、自我保护，不仅会加剧患者对医师的不信任，使医患矛盾日趋尖锐复杂，还会严重损害患者的健康，并且严重阻碍我国现代医学的发展步伐。

过去几年许多地方进行了卫生法规培训，组织医务人员学习医患沟通技巧，乃至最近推行的临床路径在改善医患关系方面可能发挥一定的作用，但是不能期望通过这些"治标不治本"的措施从根本上改变我国现有的医患矛盾与纠纷。

三、现代社会中医药市场竞争机制严重影响医师职业精神的培养和提升

医疗工作中索要或收受回扣、红包显然有违于医师职业精神，多年来从中央到地方卫生行政机构三令五申要从根本上杜绝回扣等丑恶现象，但是为什么至今这个毒瘤非但没有得到根治，而且仍旧愈演愈烈？要想搞清医疗回扣的产生和持续存在以及治理的难度，应当从现有的医疗体制入手进行一番剖析。

1985年开始的医疗改革中，政府将市场竞争机制引入医疗领域并取代了计划经济。由于政府对各级医院投资严重不足，因而出现了"以药补医"，进而到"以药养医"。可以粗略地估计，目前国内的各种药品、医疗器械中大约80%是进口的，其销售策略完全是由相应公司自主决定，即使是国产药品和医疗器械销售也是由各个公司自主决定。他们基本上是垄断和操纵着整个医疗市场经济，而政府在其中的作用是有限的。在市场经济大潮之中，每个公司经营的宗旨必然是尽可能实现利益最大化，而且力争逐年增加（越大越好），并且争取把别的公司搞垮，或兼并之。

为了达到这个目的，其市场部、销售部动用各种手段、媒体，如举办各种新闻发布会、新药上市会，举办各种学术讲座、论坛、学习班，资助各级各类医学学术会议，不厌其烦地宣传其产品。同时培训大批高水平医药代表，派驻到医院的科室中，通过各种手段促销其产品。公司要求其每年销售额逐渐增加，不完成就会炒员工鱿鱼，销售额大幅度提升的员工便可以晋升为主管。在这个过程中以回扣为手段的医药利益联盟越结越紧密，许多医药代表对每个医院、每个科室、甚至每位医师一个月内开出的药物品种、数量都了如指掌。在这个链条上许多医师已经成为医药公司实现其商业利益的工具，这是整个医疗体制所产生的悲剧。诚然，长期以来我国医师经济收入太低，与其做出的奉献不成比例，与国外同行也无法相比，他们心里感到不平衡，也是产生回扣的一个重要原因。

在日复一日的医疗实践中，患者利益、医药公司利益之间的冲突无时无刻不拷问着每一个医师的良知和道德。有人说在这样复杂的大染缸里就是白的元宵早晚有一天也会被染成煤球的。

四、片面过度强调发表医学论文不利于医师职业精神的培养和提升

临床医师在完成医疗工作的前提下抽出一定时间，结合自己的实际工作进行一些科研工作，这不仅是解决临床工作中遇到的难题、提高临床医疗水平的重要途径，同时也可全面体现临床医师的医疗水平。正确处理好临床与科研工作，两者相辅相成、相得益彰，这是理想中的蓝图，然而长期以来我国的各级各类医院在这个领域已经远远地偏离了正确的方向，剑走偏锋，造成了很坏的影响。

有的医院不管医院的医疗和科研条件如何，片面强调医师必须从事科研工作，而且要写出科研论文，并且发表在核心期刊上（中国核心期刊到底有多少、根据什么评定的、这些评定是否合理暂且不论），并把论文数量多少、水平高低作为晋升（而现阶段职称高低又与医师的社会地位、收入高低息息相关）、院内评比、申请各种科研基金、申报成果的重要依据。结果逼得医师没办法，只好硬着头皮去撰写论文，甚至出现粗制滥造、弄虚作假、抄袭剽窃等不正之风，正所谓"上有所好，下必甚焉"。正因为医疗领域内有这样的市场需求，国内的医学杂志便应运而生，越办越多，甚至出现一些山寨版的中华牌杂志。只要作者肯付发表费（现在的发表费是稿费的几十倍之多），杂志就给发表。现在的医学杂志良莠不齐，许多杂志越办越热闹，从季刊变为月刊，从月刊变为半月刊，每期发表文章数越来越多，然而这些文章大多是低水平重复，毫无意义，有的甚至完全是垃圾。现在的局面是作者只管写文章，杂志只管收钱发文章，发表的文章是否有人看、是否具有科学价值则无人问津。在杂志上发表论文成了一个指挥棒，医疗水平、服务态度反倒成了软指标了。

在大城市的大医院，特别是医科大学教学医院、三级甲等医院这种情况就更严峻了。对于医师的评定考核标准中不仅需要看其一年内在核心期刊上发表几篇论文，更要看 SCI 论文篇数，影响因子有多高。尽管有人自嘲地说 SCI 实际上就是 Stupid Chinese Index，但是至今许多领导人仍旧乐此不疲，将 SCI 作为各种评比和晋升的硬指标，甚至要求博士在毕业论文答辩前也要有 SCI 发表，否则就不能授予博士学位。有人说 SCI 快把研究生和医生逼疯了、搞垮了，我看此言并不过分。这些年来大家都攀比各自拥有多少科研项目，是什么级别的，共有多少经费，这些都是决定一个人、一个科室的前程和命运的硬指标。在这样的氛围中哪里还有什么医师的职业精神呢？还需要医师职业精神吗？

五、临床教学中存在医学人文和医师职业精神教学缺失与医师职业精神培养的矛盾

长期以来我国的临床教学片面关注医学知识和技能培养，忽视人文医学和医师职业精神早已为大家所诟病，近年来这些问题并没有得到解决，反而日趋复杂和严重。

由于医疗过度市场化，医患矛盾日渐普遍、升级，医患双方失去信任，加之人们的自我保护意识显著提高，强调个人隐私权，强调从社会中索取而不考虑奉献，以致出现教学医院的患者（包括门诊、住院患者）拒绝接待、接触实习医师。他们认为我到医院就是来看病的，别的事与我无关。所以出现了实习医师无法在患者身上进行"实际练习"的悲惨局面，导致医学生不能在患者身上进行体检，甚至连问诊的机会也没有了，更甭说进行哪怕是最简单的操作。我国的临床医学教学遇到了空前的障碍和尴尬，无奈之下只好借鉴国外的某些先进经验，开始使用标准化"患者"进行临床教学实践。所谓"标准化患者"就是医院出资，募集一定数量的有一定文化水平的健康人对其进行相关培训，之后待到实习同学需要时让他们给实习医师"讲病"。国内许多教学医院都在走这条路，而且长篇累牍地发表所谓的经验介绍，对此我们有不同的看法[6]。其实患者就是患者，所谓的"标准化患者"就是模特，让同学向他们学习医学知识就是演戏，没有生过病的人即使再经过严格的培训也绝不可能真正有患者生病的痛苦体验，因此，有人一针见血地指出，"用假患者培养不出来真大夫"。试想让我们未来的大夫与一批被培养出来的假患者一起学习和讨论疾病的症状、体征、诊断和治疗，天下还有比这更荒唐的事吗？什么叫"标准化患者"？其实这个世界上根本就不存在教科书上所描述的所谓的标准化的典型患者。标准化、典型是相对的，而不标准化、不典型才是绝对的。每个肺炎患者的临床表现都是不一样的，这正像世界上每个正常人都不同一样。我们让我们的学生向所谓的标准化假患者学习诊治疾病，培养医学人文和医师职业精神，无异于缘木求鱼。一个医学生从一个对医学一窍不通的普通年轻人过渡到一位成熟的临床医生，这其间必然有一个相当漫长且艰苦的医疗实践过程。这是一个绝对不能逾越的阶段，如果社会和人民不给他们创造一个实践机会，他们如何能学习到临床技能和积累临床经验呢？

六、结论

毋庸讳言，当今在我国传统的医师职业精神出现大幅度衰退和滑坡，我们必须从更深的层次来反思这个问题，从时代背景中反思这个问题，从资本已成为当代主体的角度来反思这个问题，从现代医疗体制中存在的弊端中去反思这个问题。

医疗体制属于上层建筑的一部分。一种机制的建立和维系需要一定的物质基础，同时也有一个过程，而体制一旦建立则具有一定的稳定性。改革旧体制、建立新体制绝不是一蹴而就之事。所以我们对于与医疗体制密切相关的医师职业精神的回归、提升的企求则必须建立在客观分析现实的基础上。改变和提升医师职业精神的前提和基础必须从变革现代医疗体制入手，只有这样才能从根本上改变和解决长期以来为社会所关注的医师职业精神滑坡问题，真正恢复白衣天使的崇高精神培养和社会风尚。

参考文献

[1] 杜乐勋，陈绍福. 医院科室责任经营制. 中国医院院长，2005，19：64-65.

［2］宋国梵. 上海新华医院医护人员遇袭. 健康报，2011-2-9（2）.

［3］陈惠. 五味杂陈，2010 年十大医疗事件盘点. 医师报. 2011-1-6（2）.

［4］王丽，杨小明. 过度医疗的经济学相关因素分析. 国外医学·卫生经济分册，2010，27（1）46-48.

［5］Editorial，T. Editorial Chinese doctors are under threat. Lacet，2010，8，28，376：657.

［6］何权瀛. 正确评估医学模拟教学技术，切实保证临床医学教育水准. 中华医学教育杂志，2008，28（6）：81-82.

本文原载于：《医学与哲学（人文社会医学版)》，2011，32（6）5-8.

淡定：医师应具备的一种品德

——在北京大学医学部 2013 年度毕业典礼上的发言

张大庆

亲爱的同学们：

毕业季，举行的各式各样仪式与活动，带给你们或是对新工作与生活向往的激情，或是沉浸于行将分别的惆怅，也许还有一些陈规旧矩，使得这些本该非凡的时刻变得平淡无奇。但无论如何，今天，对于你们而言，这个仪式依然庄严神圣。因为你们将从这里踏上人生的新旅程，从此将面对复杂的社会生活，将融入到医疗卫生事业，将为自己的梦想化为现实而努力。我非常荣幸地有机会，以教师的名义，向你们说几句鼓励的赠言，提出我的祝愿。作为一名曾经的毕业生，离校期间考虑最多的，或许是将以一种什么样的心态去融入社会，去应对纷繁复杂的社会、事业与生活。125 年前，当时被誉为美国四大名医之一的约翰·霍普金斯大学医学院教授威廉·奥斯勒（W. Osler），作为嘉宾在美国的第一所医学院——宾夕法尼亚大学医学院的毕业典礼上的致辞，能为我们提供一个有价值的参照。他致辞的主题是论述作为一名医生最重要的特质是什么？他选用了一个古老的拉丁词汇：Aequanimitas，我将之译为"淡定"。

奥斯勒认为，淡定是一个医生最重要的特质，是一种美德，即可让患者所感知的从容与理性。淡定不是冷漠与麻木，而是临床工作中的沉着与冷静，尤其是面对复杂、危重、紧急的病症时，医生能理性地做出清晰的判断，采取及时有效的救治措施。淡定不是缺乏热忱与关爱，或许这一点会引起人们的误解，但是若医生不具备淡定的心态则患者更为不幸。医生的优柔寡断和焦虑、甚至慌乱会让患者失去对医生的信任，丧失治疗的信心。从某种意义上，医生的在场本身就是最好的治疗。淡定不是无能与无奈，而是一种基于知识与经验的把控能力，是一种临床诊疗的境界。医生对患者的关爱并不能完全等同于笑容可掬、和蔼可亲的态度。审慎与冷静，才能使医生审时度势，从复杂多变的临床现象中厘清思路，做出正确的判断与决策。

因此，我们可以说，淡定是医生的一种天然品德。的确，经验也证明，选择学医者的那些特质，如稳重、责任、细致、文静、宽容、厚道等是具有世界性意义，无论东方还是西方的医生，莫不如此。恰如钱钟书先生所言："东海西海，心理攸同"。当然，也可能有缺乏这种特质的人选择了医学。不过，这不用担心，通过教育，即医学院的学习与熏陶，通过临床的实践与经验的积累，大部分人依然可以修得这一特质。

淡定不是麻木不仁、无所事事，淡定是建立在丰富的经验基础之上，是对疾病的复杂影响成竹在胸，由此，任何复杂难测的病情才不会扰乱医生的思维与判断，才不会妨碍有条不紊的诊疗过程。尤其是在医学技术高度发展的当今时代，在一定程度上，敏锐的感受力、冷静的判断、精细的操作不仅是衡量优秀医生的标准，也是一种医生的美德。

淡定不仅是一种身体的禀赋，也是一种内在的精神持守，是一种人生的哲学。当今社会的浮躁之风也蔓延到医学界。或许随着经济的发展，科研经费的增加，各类大项目、大工程层出不

张大庆，北京大学医学人文研究院

穷，有些人总是希望走捷径、跨越式地赶超世界先进水平，争着抢着要为科学发展做出自己的贡献。虽然这的确表达了急于改变现状的一种心气，但这种心气如不加注意就会转化为浮躁。浮躁时间长了，就变成一种虚张声势的、随时都会破灭的气泡。浮躁的实质就是缺乏淡定，沉不下心来去做扎扎实实的学问，认认真真地解决科学的问题。

不确定性是医学最难破解的难题，也是患者的担忧与恐惧。人们总是希望找到绝对的真理，但遗憾的是，大多数情况下，我们不得不只满足于部分真理。生命与疾病的复杂性，使得即便是在充斥着基因组、蛋白组、疾病组等各类"组学"的今天，我们依然还是与博物学家和考古学家只能根据获得的化石片段来以重建一个理想的生物一样，通过基因组的片段来建构我们对于生命与疾病的理解。我们需要走的路还很漫长。

淡定也是一种价值观念。毫无疑问，几乎没有人永远一帆风顺，总会面临生活的波折、事业的困境，甚至不得不承担失败的结果，但我们只要以淡定的心态，对困难与挫折泰然处之，在困境中累积经验、保持平和，即使灾害和危机迫在眉睫，也能够坦然、勇敢地去面对，才能达到"富贵不能淫，贫贱不能移，威武不能屈"的境界。无论你们今后从事的是临床实践、科学研究还是行政管理，甚至转入其他行业，"独立之人格，自由之精神"应当成为一种追求的理想。实际上，也只有在此基础上，我们才能有所发明、有所创新、有所前进。

同学们，今天的我们比1个世纪前的奥斯勒，对生命与疾病有了更深入的认识，具备了更高精尖的仪器设备，掌握了更丰富的诊疗知识与技能，但我们并不一定比奥斯勒能更好地把握生命与疾病的意义与价值。我引用125年这位医学前辈推崇的2000年前古罗马帝国五贤帝之一的皇帝安东尼（Antoninus Pius）倡导的一个概念——淡定，目的是想说明，知识易习，智慧难得。人生的智慧需要用一生的实践与觉悟来追寻。

一所大学最大的财富就是这所大学的名字。不过，赋予这所大学值得骄傲的名称不是因为它有多少财富，它有多少个学院和多少幢大楼，而是那些在为人类服务的岗位上，在创造知识的劳作中，在为国家的繁荣与人民幸福的事业里做出贡献的校友们。是他们，在未来将是你们，将不断地为这所大学带来荣耀、铸就辉煌。这是我的期待，我想也是这所大学的期待。谢谢！

"深水区"中的搏击

——评美国哥伦比亚大学医学职业研究所之利益冲突研究

唐 健

当面对变革和挑战时，我们经常偏好用渡河来譬喻。渡河，可以大致归纳为两种模式，其一可称为"到中流击水，浪遏飞舟"的理想主义模式，这种方式往往表现为浪漫的、激进的、不羁的、运动式的状态，有一种"不管风吹浪打，胜似闲庭信步"的气魄和"在灵魂深处爆发革命"的深刻，但难免存在普适困难、缺乏持续性；另一种渡河方式也可以被形容为"摸着石头过河"的经验主义模式，这种方式表现为现实的、渐进的、审慎的、试错式的状态。这种渡河模式虽然更为实用，但有时其进程却缓慢地让人焦躁。但如果我们慢慢走到了连石头都很难摸到的深水区时，又如何应对呢？据说当下中国的医疗体制改革就处在这样的"深水区"。"深水区"是什么？这个比喻其实也颇值得思忖。我想，但凡深水区总有两个特点。第一，由于不能再轻易摸着石头了，渡河者目力有限、脚下没跟、水性不足，渡河方案已经没有足够的经验来支撑了，甚至形成了盲区而无所适从；第二，阳光是很难照进深水区的，这里充满了风险与不确定，渡河者稍有不慎就可能被礁石割到，被水草缠住。面对这样的"深水区"，我们得具备点儿学游泳的胆识和本领了。

在我看来，所谓"深水区"反映出的就是利益冲突的问题。解决的关键步骤与渡河也颇为相似，那就是让阳光尽可能地照进来，只有先看清楚水中的情况，才能更好地游过去，要知道污浊的阴沟中也会翻船。深水区的问题不只当下中国独有，凡有利益冲突存在的时间、地点、领域都会存在深水区，只不过程度有所差异而已。我们一般都偏好宣称中国的问题最为艰难，但似乎谁也很难清晰地说明到底难在哪个环节？碰到艰难，一种可能很聪明的做法就是先搞搞"比较研究"，学习学习国外的先进经验，看看有没有什么直接"拿来"的可能。在这种思维下，我们的目光总会自觉不自觉地投向美国。因为，我们作为局外人，经常会道听途说式地去艳羡美国的医疗药物研发水平高端、市场制度成熟、法律监管健全、行会组织独立强大、薪酬丰厚、医患关系和谐。殊不知在这种美景之下，利益冲突所引发的问题其实已经侵入美国的各个领域——政治、商业、法律。医学自然也逃脱不了干系。

自 2000 年，在美国各州与联邦一级的诉讼中，已经有不少于 18 起重大案件涉及制药公司向医师所进行的非法营销活动。近年来，各种刑事与民事指控都开始针对制药公司的种种欺诈、超适应证营销、回扣等非法活动，并且这类案件往往创造出了很多破纪录的罚单。自 2008 年，美国医疗器械制造商美敦力公司（Medtronic, InC.）开始受到调查，因为有迹象表明，接受他们薪金的医师隐瞒了其产品骨生长蛋白 Infuse 所导致的严重不良反应和并发症。在 2009 年，礼来公司（Eli Lilly and Company）由于在对其抗精神病药品奥氮平（再普乐）的营销过程中，存在向医师提供薪金、餐饮和礼品，安排代笔，以及向继续教育培训施加不当影响等不端营销活动，

唐健，天津医科大学医学人文学系

从而接受了总额达 14.2 亿美元的庭外和解协议。也是在 2009 年，辉瑞公司（Pfizer，InC.）由于涉嫌在营销其止痛药伐地考昔的过程中，向医师提供回扣，并鼓动超适应证开药等行为，从而接受了一份总额为 23 亿美元的诉讼和解协议。在美国针对制药公司民事欺诈行为和解协议的各类案件中，这一数额也创造了一项最高纪录。美敦力、礼来、辉瑞这些响当当的名字，在中国医学界和患者群体中都是作为高技术、高品质、高效管理的正面形象而出现的，但现实令人唏嘘不已。

其实，针对制药界与医师之间的种种不端行为，美国社会也一直在进行诸如设计政策与确立程序等各种尝试。在 2003 年，美国卫生部监察长办公室（Office of Inspector General，OIG）发布了《药物公司营销准则》（*Compliance Program Guidance for Pharmaceutical Manufacturers*）[1]。而在一年前，制药界的贸易组织美国药物研究者与制造商协会（Pharmaceutical Researchers and Manufacturers of America，PhRMA）也公布了自己的行为规范[2]。然而，这些政策只是修补了一些边角，深层次的漏洞还没有触及。另一方面，医学界总体上对 OIG 准则的出台却反应平平。在美国医学会的法典中，其中专门有"药物公司向医师提供礼品的规定（Gifts to Physicians from Industry）"[3]，但这个规定所存在的不足与 PhRMA 的规范如出一辙。在 2000 年之前，几乎没有任何一家学术医学中心（Academic Medical Centers，AMC）或者医学专业学会（Professional Medical Associations，PMA）出台过有力度的针对利益冲突的政策。

对于中国的医学界来说美国俨然变成了一个"想象的异邦"。然而，针对美国医学界的利益冲突，我们可能再也无法只做一个局外人了。可以想象这样一个场景，一个在中国某著名医学院学习的临床专业研究生，因为学业优秀，在被美国某著名制药公司 P 冠名资助的活动中评为"学术新星"，并赠予奖学金，令这个不宽裕的学生兴奋不已，心存感激。当他毕业后，由于突出表现得以留在大学附属的三甲医院，继续在本专业发展。为了应对激烈的晋升竞争，他不得不耗费精力去撰写科研论文。他所虔诚拜读的一系列发表于业内知名期刊的高影响因子 SCI 论文是有关 P 公司产品的临床研究。但他可能无从知道，这些论文的作者——美国教授们是受聘于是 P 公司的咨询顾问，并长期接受 P 公司的薪酬和研究资助。他在工作之余努力提高英语，希望进入 P 公司设立的交流项目，以去美国教授那里进行业务进修。当他成功获得 P 公司的资助赴美进修后，经常受邀参加 P 公司赞助的专业培训会。P 公司提供的精致茶点令他印象深刻，但他未必知道受邀演讲专家的幻灯片早就由 P 公司雇佣的演讲局润色修改过多次，更无处获悉，他正在学习的犹如业内圣经般的"指南"（Guidelines）的制定委员会中的大部分成员都与 P 公司有着密切的关系。当他顶着海归的头衔学成回国，并开始在业内产生影响力时，P 公司更慷慨地资助他出国开会和国内讲学。他虽然清贫但在乎自己的声誉，一次次拒绝了 P 公司代表塞给他的回扣。他认为，自己与 P 公司打交道纯粹为了更好地发展学术，与医药代表接洽是了解业务信息的重要途径，因此，他会接受 P 公司代表赠送的小礼品或参加某些宴请，这是人之常情，无伤大雅。当他某一天出门诊时，在办公桌上拿起那只非常顺手的高级签字笔为患者开具处方时，当笔身上赫然出现的 P 公司那醒目的标志时，相比其他厂家效果近似的药品，他开出 P 公司主打产品的概率会有多大呢？市场确实是一只无形而粗壮的手，相比而言，握着柳叶刀的巧手就显得太纤细了。在不知不觉中，美国的水其实已经漫过来，汇入了中国的深入区，我们是否已经练好了在深水区游泳呢？

面对这种挑战，医学界的有识之士指出，必须要重新理顺关系并拿出可行的政策，才有可能降低甚至消灭这种利益冲突的泛滥。我手边的这本美国哥伦比亚大学医学职业研究所（Institute on Medicine as a Profession，IMAP）于 2012 年推出的论文集《搏击利益冲突：抵御医疗商业营销的初级读本》（*Combating Conflict of Interests：a Primer for Countering Industry Marketing*）就是这样一本探触深水区的优秀作品。我推荐那些真正关心并严肃思考中国医学健康发展的人们仔细阅读这些论文。这本文集的题目用了"Combating"和"Countering"这种颇具战斗性的词汇，足见美国跨渡医改深水区之艰难，以及 IMAP 直面此问题的信心与决心。在这篇书评中，我仅将对论文集中的核心观点进行译介，感兴趣的读者可以根据参考文献索骥全文。

利益冲突（conflict of interests，COI）作为一个术语，与中文字面的意思有一些偏差。美国医学研究所给出的定义是，利益冲突是一组情形，这些情形引发了一个风险，使得理应基于首要利益而做出的职业判断或行动可能受到次要利益的不当影响。这里所指的首要利益包括推进与保护科研诚信、患者的福利与医学教育的品质，而次要利益不仅包括经济收益，还包括对职业晋升的渴望，对个人成功的认可以及对朋友、家人、学生或同事的偏护[4]。虽然决策的完整性应不受个人利益干扰这一原则不证自明，但直到 20 世纪 60 年代，利益冲突的概念才首先应用于政府部门与律师业，到了八九十年代才在医师与临床研究者身上偶尔使用[5]。医疗领域的利益冲突可以表现在医师个体层面，也可以表现在机构层面。对于机构层面的利益冲突表现为，一个机构的自我经济利益或者高层管理者的私人利益僭越了该机构的首要利益与宗旨[4]。本书在前言部分也给出了一个关于利益冲突的定义：任何人如果受他人之信托，应承担起对其选民、客户或患者相应的信托义务，必不能使个人利益危及此信托。决策制定者必须依据所承诺对象的最佳利益做出决定，而不能依据自身利益作决定。这一概念强调利他性，甚至自我牺牲。在医疗领域，这种信托义务集中表现为医师有义务将患者的利益放在首位。具体来说，一个医师应给患者开出最有效和恰当的药品或器械，而无论药物或器械公司是否支付了咨询或使用费用；患者的实际状况决定了诊断与治疗方案，而不应该根据医疗机构的盈亏情况；不能为了尽快收回磁共振的高昂成本，就给患者开具不必要的磁共振检查；对医师既不能施压也不能利诱，使他们违背对患者福利的承诺，等等。

为了真正开启有意义的变革，自 2002 年成立伊始，IMAP 就将利益冲突摆在了研究与政策规划的中心位置。在医师职业精神的框架下，IMAP 围绕如何使患者利益的优先性得到最好的体现、如何减少甚至消除利益冲突这些核心问题开始探索医师与制药界的关系。《搏击利益冲突》一书就是 IMAP 近年来尝试回答这些关键问题的成果结晶。本书共收录 10 篇论文，这些论文均已发表在国际一流医学刊物上，代表了利益冲突研究领域的前沿。可以说，在利益冲突研究领域，IMAP 起到了引领与示范作用。根据每篇论文的研究对象和内容，《搏击利益冲突》将它们分为三个部分：第一部分论文重在勾勒和探究制药界对医学界的实际影响；第二部分重在针对管控利益冲突开具一些对策和建议；第三部分重在对利益冲突这一领域进行全面性阐发。这些论文反映出了 IMAP 的总体目标，即在于引导医疗行业提升服务品质，构建公众信任，以及避免政府干预推进行业自律。

第一部分包括 5 篇论文。其中，第一篇论文以美国卫生部监察长办公室 2003 年出台的《药物公司营销准则》为研究对象，分析了制药界与医学界是如何影响政府的指导意见的[6]。借助美国信息自由条例（Freedom of Information Act），研究者获得了制药公司与医疗专业组织发给美国卫生部监察长办公室《制药公司营销准则》草案的修改意见，并进行了深入分析。这些意见清楚地表明，医学专业学会的利益已经与制药界牢牢地绑定在一起了。这两个群体有一个一致的立场，就是要保证制药界向医学界的资金流向。随着美国卫生部监察长办公室发布最终定稿的《制药公司营销准则》，我们可以看到制药界与医学界的"共谋"获得了广泛的成功。第二篇论文分析了医师是如何被制药公司的营销技术所影响的。通过焦点小组访谈，研究者调查了医师对制药公司所赠礼品与医药代表来访的态度[7]。出乎意外，他们发现医师在观点上存在剧烈的内在冲突，以至于不得不借助认知失调（cognitive dissonance）这一概念来专门阐述。调查表明，医师们在总体上承认，在与制药公司打交道的过程中存在潜在的利益冲突，但他们也坚持认为自己对制药公司的影响具备免疫力。一方面，医师们认为，接受医药代表提供的宴会邀请和礼品是向他们获取新药与新医疗仪器信息的重要途径。另一方面，医师们又声称，其实他们对医药代表告诉他们的信息持保留态度。这种广泛而牢牢存在的逻辑冲突，其实反映出一个现实，那就是像美国医学会和美国药物研究者与制造商协会所出台的自愿性指导意见让医师个人进行判断的做法，基本上是没有实际效果的。在第三篇论文中，研究者以整形医学专业期刊为研究对象，评估了其利益冲突披露实践的准确性[8]。研究者选取了 5 家医疗整形器械公司，分析了他们在网上公布的对其产品进行的有偿性咨询的数据。结果显示，在 2007 年有 41 人收到了总共不少于 100 万美元的薪金。在这 41 人中，有 39 人在过去的一年中在整形医学期刊上发表过论文。作者们分析了这些论文，以此来鉴定读者和审稿人是否了解存在薪金支付的事实。可以看到，只有不足一半的论文提及了论文作者与医疗设备公司之间的经济关系，没有一篇论文能让读者彻底明白医疗器械公司如何向作者支付了薪金。这项研究表明，目前医疗专业期刊关于利益冲突披露的做法，无法使读者清楚地了解论文作者与制药公司之间的具体关系。在接下来的研究中，研究者又调查了制药公司给医学专业学会的经济资助的影响力[9]。这项研究的重点聚焦在一种抗人乳头状瘤病毒疫苗——商品名为加德西（Gardasil）上。疫苗的生产商是默克公司，该公司向众多专门从事妇幼健康和肿瘤领域的医学专业学会提供了大量教育经费，鼓励他们针对加德西疫苗开发课程和演讲局。通过分析，他们制作的幻灯片和其他教学资料的内容更具有促销性而缺乏客观性。在这些教育活动中，医学专业学会并没有针对疫苗的风险与收益等复杂性提供全面的信息，也没有给出中立性的推荐意见。研究者指出，疫苗是一种公共产品（public good），医学专业学会由于具备专业权威，所以在对疫苗进行甄别和推荐时扮演的角色非常关键，因而他们的推荐意见必须建立在全面的科学性之上，不能被制药公司的商业行为所扭曲。在第一部分的最后一篇论文中，研究者探讨了制药公司是如何有策略性地与健康管理组织建立起纽带[10]。通过礼来公司在其网站中公布的信息，研究者确定了 188 个接受礼来公司资助的健康管理组织。分析指出，礼来公司的资助政策其实反映出了其公司的商业利益，因为 94% 的资助都给予了那些与礼来公司主打产品密切相关领域的健康管理组织。研究者又进一步通过这些健康管理组织的网站信息调查了他们关于接受商业资助披露的做法。结果显示，75% 的健康管理组织都没有对接受礼来公司资助有明确承认，没有一家健康管理组织披露了所接受资助的具体数额。研究者认为，虽然这些健康管理组织享有很高的社会信任度，但却回避了向社会公开信息的责任。

本书的第二部分包括 3 篇论文，探讨了管理利益冲突的一些可能方案。为了有效应对制药界对医学领域的巨大影响，IMAP 在美国内科医会基金会的支持下，建立了一个课题组，专门探索用以管理医师与制药界关系的规范与策略。在第六篇论文中，课题组公布了他们对学术医学中心的政策建议，寄希望于能有学术医学中心采纳这些对策[11]。这些政策建议包括：禁止接受来自制药公司提供的礼品、餐饮，禁止演讲局、代笔等行为，建立机构中心存储库以负责对产品样品、旅行津贴、教育资助的监管工作。这篇文献引起了社会媒体的广泛关注，被很多重要报纸报道或转载。同时，这篇文献也被大量医学文献所引用。更重要的是，许多著名学术医学中心都已经开始采纳这项研究的具体政策建议。接下来，IMAP 又组织了一个课题组，课题组由一些以前担任医学专业学会的领导人组成，共同开发一套适用于医学专业学会的利益冲突严格管理标准，这套标准在第七篇论文中发表[12]。内容主要包括：减少并最终消除所有来自制药产业的经济支持；禁止制药公司资助临床指导意见的制定以及为产品背书等活动；禁止医学专业学会领导人与制药界发生任何经济往来。像针对美国医学会的方案一样，关于针对医学专业学会的方案一经发布也引起了媒体的高度关注，并促使一些医学专业学会修订其管理政策。在第八篇论文中，IMAP 分析了美国各州正在不断推进的针对制药公司向医师赠送礼品、酬金行为的法律规范[13]。研究者特别选取了佛蒙特州作为重点研究对象，因为该州的数据最为完备。研究者发现，一直以来，制药公司不断地利用现行法关于"商业秘密（trade secret）"的保护条款以及其他法律漏洞来规避公众的监督。最后，研究者利用阳光法案（Sunshine Act）的雏形，根据调查获得的数据，制定了一份针对披露问题的立法模型，旨在促使医师与制药界的关系公开透明。

在本书的第三部分的两篇论文中，IMAP 对当前的政策进行了整体评估，分析了医疗行业能够在何种程度上落实减弱利益冲突的现实性[14,15]。调查显示，现实状况不尽相同。有些机构出台了严格的政策，研究者进而深入调查是否这些政策能真正地触及机构与个人的利益。IMAP 的一个基本设想就是，如果一些学术医学中心能够真正接受并落实这套严格的规范，就会带动起其他学术医学中心去重新审视调整与制药界的关系。尽管 IMAP 的研究者做出这样的努力，然而大多数学术医学中心却仍旧没有调整他们的利益冲突政策。这里其实还留有一个疑问，就是那些接受改变的成功个案是否真能激发起其他学术医学中心做出改变。现实中，教职员不会因为颁布的管理政策过于严格而选择跳槽，制药公司也不会因为学术医学中心出台政策而寻求赔偿，因而，学术医学中心是自觉地，还是只有依靠外部力量的介入才做出改变，我们还需要拭目以待。在过去的几年中，美国各州和联邦都不断颁布新的举措，旨在更好地管理利益冲突，促进进一步披露医师与制药公司间的经济关系。正如这本文集所显示，有很多新设立的公共数据库都在公示向医师与医疗专业组织的资金流向。然而，这些新的举措是否足以抵御那些不当的经济利诱去干扰医学界从而避免利益冲突，这一点还不明朗。通过以上这些研究，我们也可以看出，当前的这些披露政策其实所发挥的作用还很微弱，不足以彻底扭转现状。例如，利益冲突管理中一个重要角色——演讲局，就几乎没有公开过与医学界的经济关系。同时，当前投入使用的信息披露数据库并没有得到很好的维护，消费者们难以有效使用。

尽管存在如此之多的困难和挑战，IMAP 的研究者们依然持一个乐观的态度。他们的依据是，学术医学中心、医学专业学会、医学生、大众媒体、FDA、NIH 以及那些有见识的消费者们都在不断地使用这些信息披露数据库，并提出更高的要求。可以预见，信息公开的相关法律必然会推动一个崭新的医师职业精神的出现，而建立起来的披露制度也会应用于教职员的聘任、药事委员会人员的任命、FDA 咨询委员会与 NIH 研究团队的遴选等一系列人事工作上。披露制度的未来可能会出现一种"双轨制"。在一条轨道上，制药公司通过信息披露向公众展示他们在商业上的成功；在另一条轨道上，医师可以证明自身经济上的清白，从而可以放手在职业领域与公共事务中大有作为。这种披露制度是否能将职业精神引向一个新的高度，是否能成功地处理好医师与制药公司的关系，时间会告诉我们答案。

纵观全书，IMAP 关于利益冲突的研究在三个方面令人印象深刻。一是价值立场，IMAP 的研究不属于那种"为知识而知识"的研究风格，而是抱有强烈的社会关怀与职业焦虑。他们立场鲜明地主张中心的研究就是要捍卫医学职业的道德根基——利他性，就是要确保患者利益的优先性，维护医疗资源分配的公正性，强化医疗行业的自律性。二是研究方法，IMAP 研究的突出特点就是实证性导向。中心领导人 D. Rothman 认为，如果希望研究追求长远的实质性影响，不应只停留在当下令人心潮澎湃的道德呼唤层面上，而是要直面真实问题，深入进行历史性的、结构性的、数据性的论证分析[16]。该中心的核心研究成员都具备良好的社会科学训练，他们的很多研究都可以视为医师职业精神研究领域的学习范本。三是战略意识，IMAP 不只把自身局限为一个功能单一的学术研究机构，他们非常强调研究成果的政策转化和社会影响度。IMAP 自我设定的宗旨，是要为 21 世纪的医师职业精神提供一个愿景，并通过研究和政策倡议来推进职业精神。该研究所致力于吸引医学界内外的有识之士，共同塑造并追寻职业精神的理想。IMAP 关注职业精神在对个人行为和集体行动层面在过去、现在和未来所扮演的角色，从而使研究成果能对医师、医学组织领袖、政策分析家、公共事务官员以及消费者产生实质性的影响[17]。另外，IMAP 的领导者敏锐地意识到，医师职业精神是一个全球性的话题，有效管理医疗利益冲突需要超越美国的视野。他们与北京大学医学部共同设立了中美医师职业精神研究中心，并持续鼓励和帮助中国学者深入研究医疗领域的利益冲突就说明了这一点[18]。

2013 年是 IAMP 与北京大学医学部联合主办的中美医师职业精神研讨会的第八个年头。在中美两国学者的共同努力下，我国医疗领域的利益冲突研究也已经开始起步。同时我们也应清楚地看到，利益冲突的问题对于中美两国的观察者与实践者而言，都依然任重而道远。但可以肯定的是，进行利益冲突的研究和管理，无疑将会给当下的医疗领域带来一缕阳光和一股清风。阳光意味着希望，清风将拂去阴霾。面对深水区，我们要讲究策略，也要有足够的勇气，更要有到达彼岸的信心。

联系中国的问题时，我总会想起 J. S. Mill 的一段话，颇觉恰切，愿最后引用如下：

导致人类苦难的所有大根源，都能在很大程度上通过人类的关心和努力得以消除，其中的许多根源几乎是完全能够消除的。虽然对这些根源的消除是一个令人痛苦的漫长过程——虽然消除这些根源要经过许多代人的不懈努力，从而这个世界才能在不缺乏意志和知识的条件下成为本可以容易造就的最好世界——但任何人，只要他的聪明和慷慨足以使他参与到消除人类苦难的根源中去，不论这种参与是多么微不足道，多么鲜为人知，他都能从这种抗争本身中得到一种崇高的乐趣，而这种乐趣，他是不会为了任何自私的欲望而放弃的[19]。

参考文献

[1] Department of Health and Human Services Office of Inspector General（US）. OIG compliance program guidance for pharmaceutical manufacturers. ［2013－06－23］http：//oig. hhs. gov/authorities/docs/03/050503FRCPGPharmac. pdf.

[2] Pharmaceutical Researchers and Manufacturesr of America. Code on interactions with health care professionals. （2013－6－23）http：//www. phrma. org/sites/default/files/pdf/phrma_marketing_code_2008. pdf.

[3] American Medical Association. Code of Medical Ethics. Opinion 8. 061－gifts to physicians from industry，http：//www. ama-assn. org//ama/pub/physician-resources/medical-ethics/code-medical-ethics/opinion8061. page.

[4] Lo B，Field MJ，editors. Conflict of interest in medical research，education，and practice. National Academies Press，2009：38－39，176.

[5] Rothman DJ. Academic medical centers and financial conflicts of interest. JAMA，2008，299（6）：695－697.

[6] Chimonas S，Rothman DJ. New federal guidelines for physician-pharmaceutical industry relations：the politics of policy formation. Health Aff，2005，24（4）：949－960.

[7] Chimonas S，Brennan TA，Rothman DJ. Physicians and drug representatives：exploring the dynamics of the relationship. J Gen Intern Med，2007，22（2）：184－190.

[8] Chimonas S，Frosch Z，Rothman DJ. From disclosure to transparency：the use of company payment data. Arch Intern Med，2011，171（1）：81－86.

［9］Rothman SM，Rothman DJ. Marketing HPV vaccine：implications for adolescent health and medical profes-sionalism. JAMA，2009，302（7）：781－786.

［10］Rothman SM，Raveis VH，Friedman A，et al. Health advocacy organizations and the pharmaceutical indus-try：an analysis of disclosure practices. Am J Public Health，2011，101（4）：602－609.

［11］Brennan T，Rothman DJ，Blank L，et al. Health industry practices that create conflicts of interest：a policy proposal for academic medical centers. JAMA，2006，295（4）：429－433.

［12］Rothman DJ，McDonald W，Berkowitz C，et al. Professional medical associations and their relationships with industry：a proposal for controlling conflict of interest. JAMA，2009，301（13）：1367－1372.

［13］Chimonas S，Rozario NM，Rothman DJ. Show us the money：lessons in transparency from state pharmaceu-tical marketing disclosure laws. Health Serv Res，2010，45（1）：98－114.

［14］Rothman DJ，Chimonas S. New developments in managing physician-industry relationships. JAMA，2008，300（9）：1067－1069.

［15］Chimonas S，Patterson L，Raveis VH，et al. Managing conflicts of interest in clinical care：a national survey of policies at U. S. medical schools. Acad Med，2011，86（3）：293－299.

［16］Rothman DJ. Medical professionalism—focusing on the real issues. N Engl J Med，2000，342（17）：1284－1286.

［17］The Institute on Medicine as a Profession. Mission & History.［2013－6－23］http：//www. imapny. org/aboutimap/mission-history.

［18］北京大学医学部中美医师职业精神研究中心. 背景与工作目标.［2013－6－23］http：//medprof. bjmu. edu. cn/zxjj/zxjj＿01. htm.

［19］约翰·穆勒，徐大建译. 功利主义. 上海人民出版社.2008，15－16.

［附］*Combating Conflict of Interest：A Primer for Countering Industry Marketing* 目录

PART III: GETTING IT RIGHT: THE STATE OF THE FIELD

征稿启事

　　《中国医学人文评论》是由北京大学医学人文研究院主办、北京大学医学出版社出版的系列综合性医学人文学术论文集著。《中国医学人文评论》的核心目标是增强高等医学院校学生及广大医务人员对人、对生命、对患者的尊重与关爱，遵循和维护医学增进人民健康的神圣宗旨。

一、主要内容

　　《中国医学人文评论》于 2007 年 3 月正式出版第一卷，以后的出版周期为每年 1～2 卷。每卷约 25 万字左。《中国医学人文评论》的征稿对象为：国内外各界致力于医学人文研究的学者、医生、律师、医学院校学生及对医学人文学科感兴趣的社会各界人士等。《中国医学人文评论》的文章涉及以下几个方面：医学人文的研究论文、述评，医学人文各学科的评论文章，医学人文教育、海外医学人文，医学人文书评、随笔等。

二、征稿论文要求

　　来稿要求论点新颖、论证严密、论据充足、文字洗练，每篇字数 8000～16000 字。医学人文随笔、医学人文书评 2000～3000 字。具体要求如下：

　　1. 文章标题　言简意赅，20 字以下。

　　2. 作者署名　要求采用真实姓名，并注明作者单位、单位所在地和邮政编码。

　　3. 专用符号、名词、术语、数字、计量单位、标点符号和数学符号等必须符合国家标准；外文人名、地名和术语需同时注明英文和中文译成中文。

　　4. 章节体例　一级标题用一、二、三、……编号，二、三级标题分别用（一）和 1. 编号。

　　5. 图表格式　文中插图与表格放在相应正文之后，分别按出现的顺序用图 1、图 2 或表 1、表 2 统一编号。插图的序号、图题及注释居中并放在图的下方，表格的序号及标题置于表格上方，表注放在表格的下方。

　　6. 正文注释采用脚注形式，按页编号，注释号①、②、③等标在相应正文右上角。

　　7. 参考文献　参考文献置于正文之后，用 [1]、[2]、[3] 顺序编号，正文标记在相应的右上角。参考文献的著录格式举例如下：

　　（1）图书著录法

　　作者. 书名. 版次（第 1 版略）. 译者. 出版地：出版者，出版年份. 起迄页码.

　　韩济生主编. 神经科学原理. 2 版. 北京：北京医科大学出版社，1999. 169 - 170.

　　（2）析出文献著录法

　　析出文献主要责任者. 析出文献题名. //专著主要责任者. 专著题名：其他题名信息. 版本项. 出版地：出版者，出版年：析出文献的页码 [引用日期]. 获取和访问路径.

　　程根伟. 1998 年长江洪水的成因与减灾对策仁//许厚泽，赵其国. 长江流域洪涝灾害与科技对策. 北京：科学出版社，1999；32 - 36.

（3）期刊著录法

作者．文章名．译者．期刊名，年，卷（期）：起迄页码．

Earman, J. Einstein and Hilbert: two months in the history of relativity. Archive for History of Exact Science, 1978, 19: 291-308.

（4）档案著录法

作者．题名．档案名称，时间．收藏地：收藏者，档案号．页码

任鸿隽．关于《本会工作方针刍议》之意见．中基会第十七次年会之记录之附录三，1941-4-18．南京：中国第二历史档案馆，484（4）．29．

（5）电子文献著录法

主要责任者．题名：其他题名信息出版地：出版者，出版年（更新或修改日期）〔引用日期〕．获取和访问路径．

刘钝．"两种文化"的背后．（2003-4-10）〔2005-4-23〕http：//www. ihns. ac. cn/members/liu/doc/twocultures. htm.

三、投稿约定

1. 请勿一稿多投。来稿一式两份，并附电子文本。稿件收到后 3 个月内未见刊用通知，作者可自行处理，恕不退稿。

2. 来稿文责自负，但本刊保留对来稿的删改权，重大修改当与作者协商。

3. 来稿一经发表，即酌付稿酬，并赠送当期刊物 2 册。

4. 来稿者请附个人简历一份，包括出生地、出生年月、工作单位、职务或职称、通讯地址、联系电话和电子信箱。

5. 凡属基金项目、国家或部委重点项目之类的论文，必须附上上述项目的批准证明，并在题注中写明项目全称、编号等有关情况。

6. 为适应我国信息化建设，扩大本刊及作者知识信息交流渠道，本刊已被《中国学术期刊网络出版总库》及 CNKI 系列数据库收录，其作者文章著作权使用费与本刊稿酬一次性给付。免费提供作者文章引用统计分析资料。如作者不同意文章被收录，请在来稿时向本刊声明，本刊将做适当处理。

四、联系方式

邮寄地址：北京市海淀学院路 38 号北京大学医学部公共教学部《中国医学人文评论》编辑部

邮政编码：100191

电子信箱：yxrwpl@sohu. com

注意：来稿可以不邮寄书面稿件，而直接发送至编辑部通信电子邮箱。

《中国医学人文评论》编辑部